10년 더 젊어지는
# 미라클 건강법

# 10년 더 젊어지는

# 미라클 건강법

*Miracle Health Method*

**신영아** 지음

프로방스

# 10년 더 젊어지는 미라클 건강법

| | |
|---|---|
| **초판인쇄** | 2018년 5월 25일 |
| **초판발행** | 2018년 5월 31일 |
| **지은이** | 신영아 |
| **발행인** | 조현수 |
| **펴낸곳** | 도서출판 프로방스 |
| **마케팅** | 최관호 최문섭 신성웅 |
| **편집** | 정민규 |
| **디자인** | 호기심고양이 |
| **주소** | 경기도 고양시 일산동구 백석2동 1301-2 넥스빌오피스텔 704호 |
| **전화** | 031-925-5366~7 |
| **팩스** | 031-925-5368 |
| **이메일** | provence70@naver.com |
| **등록번호** | 제2015-000135호 |
| **등록** | 2015년 06월 18일 |

정가 15,800
ISBN 979-11-88204-46-5 03510

# 추천사

어젯밤 상갓집에서 늦도록 마신 술에도 불구하고, 아침 일찍 눈을 뜬 나는 커피 물 올려 놓고, 소파에 앉아 잠을 깨고 있었다. TV에서는 남북 정상회담이 어떻게 준비되는지 장황한 멘트가 흘러나오고 있었다. 하지만 상갓집을 다녀온 날이면 나를 우울하게 하고 특별한 감상에 젖게 하는 것은 한 사람에 대한 그리움 때문이다. 내 아버지 이야기이다. 평생 아내와 4명의 자식을 위해 현실을 좇았을 내 부친 이야기다. 어젯밤 상갓집의 친구 아버님은 93세에 돌아가셨는데 내 아버지는 고작 71세까지 사셨다는 점이 나를 가슴 아프고 힘들게 한다.

지난 1년간 필자가 참석한 상갓집에서 느끼는 놀라움 중의 하나는 우리나라 사람들이 정말로 오래 살고 있다는 점이다. 우연인지 모르나 모두 90세를 넘긴 분들의 영면이셨다. 2016년 초, 대한민국 통계청이 발표한 2014년 한국인의 평균 수명은 82.5세이다. 하지만 이 중에는 사고사, 자살, 병사도 많을 테니 이들을 비껴 갔다면 우리나라의 평균 수명은 이미 90세에 가깝거나 넘을 수도 있다고 생각해 본다. 그렇지만 '오래 사는 것만이 좋은 것인가? 정말로 행복하고 건강하게 오래 살고 있는가?'라는 질문을 해 보면 섣불리 결론을 내릴 수가 없다. 출처와 통계에 따라 다르겠지만 2014년 높은 평균 수명에도 불구하고 질병 없이 건강하게 사는 이른바 '건강수명'은 66세에서 70세 초반으로 보고되고 있다. 한국인은 말년에 10~16년은 병치레를 하다 돌아가신다는 점이다. 평생 벌어 놓은 돈을 탕진하고 인생에서 가장 편안히 즐겨야 할 시기에 고통받으면서 말이다.

예로부터 자연계에 존재하는 많은 천연물 중에는 인간의 질병에 대하여 치유 효과가 있는 성분들이 존재한다고 알려져 왔고, 실제로 한방 및 민간에서 이를 이용해 온 것이 사실이다. 현재까지도 전 인류의 75%가 건강 유지 목적으로 이를 사용하고 있다고 알려져 있으며, 일본의 한 통계 결과를 보면, 서양의학을 전공한 일본의 현직 의사 중 약 80%가 이를 자신의 환자와 가족에게 처방한 적이 있다고 답할 정도로 대체대학의 치료 효과가 세계적으로 인정받고 또 많은 주목을 받고 있다. 이는 20세기 들어 현대 의약의 개발로 많은 감염성 질환이 감소했지만, 20세기 후반에 들어 현대 의약으로 그 치료가 어려운 만성질환이 증가일로에 있다는 사실과 특히 체질성(constitutional) 질환이나 심인성(psychosomatic) 질환의 급증 및 합성의약품의 심각한 부작용 등으로 인하여 대체의학을 통해 이들 질환을 예방하고 치료하고자 하는 관심과 연구가 집중된 때문이라 할 수 있다.

필자는 1980년대 중반부터 동 분야를 전공하고, 대학에서 20여 년간

대체의학 수단을 이용한 약리 활성 소재에 관해 연구하고 강의해 온 사람으로, 함께 공부해 온 제자들로부터 이 분야가 너무 어렵다는 푸념과 불평을 항상 들어 왔다. 대체의학을 과학적으로 해석, 규명하는 작업을 해 온 나로서도 때로는 새로운 기술과 지식을 그때마다 배우고 실험하는 데 특히 어려움이 있었다. 그러니 일반인의 경우 이는 생경하고, 이해하기 어렵고, 때로는 비과학적인 것이 아닌가 하는 의문을 갖게 되는 것도 어쩌면 자연스러운 일인지도 모르겠다. 아마도 나의 남은 연구 기간에 이렇게 어렵게 느껴지는 대체의학을 대중들이 보다 쉽게 이해하고 접근하여 활용할 수 있는 수단을 만들어야겠다고 어렴풋이 고민하고 있던 터였다. 그러던 중 나는 신영아 선생이 현대의학과 대체의학의 연결고리를 갖게 하고, 일반인들이 쉽게 접할 수 있는 언어로 이를 해석하여 건강법을 제언하는 책자를 준비 중이라는 소식을 접하게 되었다. 본 저서의 필자인 신영아 박사는 학부에서는 현대의학을, 석사와 박사과정은 대체의학을 전공한 사람으로 국내에는 흔치 않게 두 분야에 모두 해박한 지식을 소유하고 있는 분이다. 박사과정의 지도교수로 신박사와 함께 고민하고 토론하고 지도했던 사람으로, 또 연구의 동반자로서 줄곧 학문적 교류를 해 온 나로서는 신 박사의 놀라운 지식에 한번 놀랐고, 과학적 깊이를 가지면서도 일반인도 쉽게 이해하도록 정리한 그녀의 치밀함과 글 솜씨에 또 한 번 놀랐다. 청출어람이라고, 한편으론 선생으로서의 보람을 느낀 순간이기도 했지만, 연구자로서 나를 반성하게 하는 시간이기도 했다.

이번에 신영아 박사가 저술 발간하는《10년 더 젊어지는 미라클 건강법》은 일상에서 누구나 실천할 수 있고, 건강과 젊음을 향상할 수 있는 식품, 식이, 운동, 정신, 마인드 및 에너지 증진법을 제안하고 이를 통해 외적으로만이 아닌 내적인 건강과 진정한 항노화(anti-aging)를 이룰 수 있는 건강법을 소개한 책자이다. 학문적 깊이가 있는 내용임에도 어렵지 않고 쉽고 고운 언어로 해석되어 있어서 일반인이 접하기 쉽게 저술되어 있다.

총 4장으로 구성되어 있는데 1장과 2장은 나이보다 젊고 건강한 사람의 특징과 생활습관에 대하여 제안하였고, 3장에서는 실제 젊어지기 위한 실천법 10가지를 소개하고 있으며, 4장은 최근 중요성이 높아지고 있는 수면에 대해 깊이 있게 다루고 있다.

우리나라는 서양의학과 동양의학에 가려져 대체의학이 제대로 평가받지 못하고 있다. 본서에서는 그러한 대체의학을 정확히 이해하도록 소개하고 있으며, 많은 환자가 쉽고 빠르게 질병을 극복할 수 있도록 서양의학, 동양의학 및 대체의학의 통합적 접근을 제시하고 있다. 아직도 대체의학 분야의 진정한 전문가가 부족한 실정에서 이 책이 일반인들로 하여금 진정한 의학지식의 향상과 실천의 계기가 되길 희망하고, 때로는 이를 통해 더욱 전문적으로 공부하고 연구하는 전문가들이 늘어나는 모멘텀이 되길 희망한다. 건강에 관심 있는 모든 일반인과 전문가들이 한 번은 꼭 읽어 볼 가치가 있다고 감히 추천해 본다.

끝으로 본 책자를 저술하는 데 많은 시간과 노력을 들였을 신영아 박사에게 선배 연구자로서 감사의 말씀을 전하고, 특히 편집과 출판에 노고가 많으셨을 프로방스 출판사의 조현수 대표님께도 감사의 마음을 전한다.

마지막으로 필자가 평생 지도교수님으로 모셨던 미국 조지아대학

CCRC(Complex Carbohydrate Research Center)의 Peter Abersheim 박사께서
해 주셨던 이야기로 이 글을 마감하고자 한다.

"Today you can't do really important research easily unless you have a
team. It's just too much to do, too much to know, too many techniques to
master."("오늘날에는 팀 없이는 정말이지 중요한 연구를 용이하게 수행할 수가 없습
니다. 할 일이 너무 많고, 알아야 할 게 너무 많으며, 숙달해야 할 기술이 너무 많기 때
문이죠.")

신광순(경기대학교 대체의학대학원장, 식품생물공학과 교수)

# 자신의 생체나이는 자신이 세팅한다

외모가 스펙인 시대이다. 어느 조사에서 전체 응답자의 88%가 남보다 더 나은 외모를 갖고 있는 것이 아무래도 살아가는 데 편한 점이 많다고 생각할 만큼, 외모는 중요한 경쟁력이 될 수 있다는 인식이 높다. 또한, 외모가 좋아지면 일상생활에서 자신감이 생길 것 같다는 데도 85%가 공감하고 있어, 한국 사회에서 외모는 개인의 경쟁력이자 자신감의 원천이라 할 수 있을 것이다. 외모를 관리하는 이유로는 자기만족과 자신감 때문이라는 답이 59%를 차지했다. 또한, 건강관리를 위해 해 본 활동 중 가장 많은 것이 수분 섭취와 운동이다.

우리나라는 유독 트렌드에 민감하다. 군대에서 마스크팩을 하고 누워 있는 군인들을 상상해 보았는가? 또한, 말끔한 얼굴을 위해 턱수염을 제모하는 남성들이 많아지고 있다는 사실을 아는가? 20대 남성에게 자외선 차단제와 미백 제품이 날개 돋친 듯 팔리는 걸 보면 피부가 얼마나 중요한 쟁점이 되는지 알 수 있다. 피부관리 시장은 더는 여성의 전유물이 아니다.

중년들의 반격도 만만치 않다. 아니, 더 이상 중년은 없다. 다만 노무(NOMU)족과 루비(RUBY)족만 있을 뿐이다. No more Uncle, 즉 더는 아저씨가 아니라는 의미의 40~50대 노무족과 평범한 아줌마를 거부하는 루비족(RUBY: 신선하고(Refresh) 비범하며(Uncommon) 아름답고(Beautiful) 젊다(Young))은 나이에 얽매이지 않고 자신을 위해 자유롭게 살고 싶어 하는 액티브 시니어의 표상이다. '꽃중년', '중년돌'로 불리기도 하는 이들은 패션과 미용에 관심을 기울이며 안티에이징에 투자를 아끼지 않는다. 이는 노화를 최대한 늦추고 젊게 살고 싶어 하는 중장년층이 확산하는 사회적 현상인 '샹그릴라 신드롬'과 연관되어 있다. 요즘 40~50대는 20~30대 못지않게 자신의 취향을 위해 소비를 아끼지 않으며 패션, 뷰티, 스타일, 문화를 선도하는 등 안정된 경제력을 바탕으로 철저한 자기관리를 통해 소비와 문화를 주도하는 세대로 부상하고 있다. 디지털 기기를 능숙하게 다루는 40~50대는 SNS를 비롯한 웹 문화에 적극적이고 온라인이나 모바일 문화에 익숙할 뿐 아니라 그 문화를 주도하고 있다. 더 이상 우리가 상상하는 '아줌', '아재'가 아니다.

최근에는 트렌드가 바뀌고 있다. 아름다운 외모를 위한 성형의 미가 아닌 본연의 매력을 해치지 않으면서 개성을 지닌 선남선녀들이 트렌드가 되고 있다. '나'를 중심에 둔 관점으로 나에 대한 '자신감'을 바탕으로 외모뿐 아니라 '열정적인 삶'을 추구한다. 정형화된 '성형의 미'가 아닌 '젊은 외모'에 관심이 높아졌다. 그러다 보니 성형에서 피부나 보디 관리로 관심이 이동 중이다. 나아가 외적인 젊음뿐 아니라 실제 생체나이를 낮추는 데 시간과 노력을 쏟고 있다. 그래서인지 외모로 사람들의 나이를 가늠하는 것이 어렵다. 보톡스나 레이저 시술, 성형수술이 보편화되면서 주름을 없애는 것이 가능하기 때문이다. 또한, 식이요법이나 운동요법을 통해 건강관리를 하면 신체나이를 10년에서 많게는 20~30년까지도 어려 보이게 할 수 있다. 실제로 겉모습뿐 아니라 생물학적 나이를 낮추는 것이 가능해졌다. 이제 100세를 넘어 120세까지 살 수 있는 시대가 되어 가고 있다. 수명 연장, 노화 예방 등 '늙지 않는 기술'이 상당한 수준으로 발전하고 있다. 노화의 원인을 추측하는 학설은 여러 가지이고, 노화의 메커니즘을 밝히는 연구와 노화를 질병으로 취급해 이를 약품으로 해결하겠다는 야심 찬 연구도 진행 중이다. 하지만 노화의 핵심 조절 인자에 대해서는 완전하게 밝혀지지 않았다. 미지의 세계인 것이다.

나는 현대의학과 대체의학을 공부하고 이 책에서 대체의학적 접근법에서 노화 예방에 관한 얘기를 하고자 한다. 현대의학이 급성이나 수술, 약물이 필요한 질환에 효과적이라면, 대체의학은 만성이나 아직은 건강한 사람을 위한 예방적 학문이다. 현대 서구 의학에서는 인체를 하나하나 분석적으로 보고 국부적인 장기나 조직에서 원인을 찾고 수술로 제거하거나 약물로 치료한다. 반면 대체의학은 인체의 모든 부분이 서로 연결되어 있으며 서로 영향을 주고받기 때문에 사람을 전인적 관점에서 통합적으로 인식한다. 인간은 신체적, 정신적, 사회적, 영적 통합체이다. 대체의학은 인간의 신체뿐 아니라 통합적인 면을 살피고 유기적 관계에 초점을 맞추고 밸런스를 찾으려고 노력한다.

1장과 2장에서는 나이보다 젊고 건강한 사람의 특징과 생활습관에 대하여 알아보았다.

첫째, 이들은 소식하며, 과일과 채소 중심의 식사를 하고, 음양오행 5가지 색깔에 해당하는 음식을 먹어 부족한 장기의 기운을 보완한다. 자신의 두 발로 걷고 꾸준히 신체 활동을 한다. 남들보다 젊어 보이는 외모를 가졌을 뿐 아니라 생체나이도 실제로 젊다. 현대는 영양 부족보다 영양 과잉으로 인한 대사증후군 즉 고혈압, 당뇨, 고지혈증, 비만 등으로 인해 발생하는 질환이 많다. 즉 고혈압은 과량의 소금을, 당뇨는 과량의 혈당을, 고지혈증은 과량의 지방을 섭취했다는 증거이다. 비활동적인 생활습관이 비만을 부르며, 이런 대사증후군은 실제 우리의 수명과 삶의 질을 위협하는 잠재적인 위험 요인이다. 먹거리가 풍부해져서 고열량 식사를 하게 된 만큼 우리의 대장은 현재 과부하에 걸려 있다. 많은 양의 식사를 하는 만큼 배설이 잘돼야 건강하다. 대장은 단지 배설기관이 아닌 면역기관이다. 대장에서는 우리의 정서를 조절하는 '세로토닌'이 생성된다. 그러다 보니 잘 먹고 잘 배설해서 대장 상태가 건강해야 행복하고 정서가 안정적이다.

둘째, 규칙적인 생활 리듬을 가지고 있으며, 8시간 이상 충분히 잔다. 보통 나이가 들면 멜라토닌 호르몬이 줄어들면서 수면 상태가 질적으로 떨어지는데, 이들은 질이 좋은 잠을 충분히 잔다. 우리는 수면의 중요성을 너무 간과한다. 충분한 수면을 하면 성장호르몬, 세로토닌, 멜라토닌 등의 호르몬이 분비되어 신체와 정신이 재생되고 회복된다. 잠을 잘 때와 깨어 있을 때 뇌 속의 치매의 위험물질이 되는 베타아밀로이드 청소율은 같지만 깨어 있을 때 생산량이 훨씬 더 많아 결국 수치가 높아진다는 점이 발견되었다. 잠을 자지 않는 동안 치매의 위험물질이 되는 베타아밀로이드 물질이 더 많이 축적된다는 것이다. 그러므로 잠은 그냥 피로 해소나 재생의 의미를 넘어 안티에이징에서 중요한 요소임을 강조하고 싶다.

셋째, 신체적으로만 젊은 것이 아니라 정신적으로도 지적 호기심이 넘치고 지적 활동도 왕성하다. 무언가를 꾸준히 학습 중이고 독서도 남들보다 많이 한다. 끈끈한 사회 네트워크를 형성해서 사람들과 잘 어울린다. 규칙적인 운동이나 다양한 취미 활동을 즐기며 행복하게 살다 보니 자신이나 타인에 대해 긍정적인 감정을 가지고 있다. 성격적으로 느긋하며 사람이건 물질이건 특별히 집착하지 않는 유연성을 가지고 있다. 그래서 어떠한 시련이나 역경에도 자기 회복력이 강하다.

3장에서는 실제로 젊어지기 위한 실천법 10가지를 소개하였다.

간헐적인 효소단식의 필요성과 방법, 숙면의 중요성, 하루 30분 걷기, 면역력을 올리는 다양한 방법, 프로바이오틱스 보충의 중요성, 동안을 만들기 위한 경혈점, 다이어트나 갱년기 증상 등 10가지 이혈점, 케겔 운동의 필요성과 방법, 혈액 정화요법으로서 부항 요법, 여성의 우울감이나 갱년기 증상 완화에 도움이 되는 아로마 활용법 등에 관한 내용을 구체적으로 다루었다. 누구나 이해하기 쉽고 셀프요법으로 실천할 수 있는 방법들이다.

4장에서는 수면에 대해 깊이 있게 다루었다. 최근 수면의 중요성이 주목받고 있다. 수면이야말로 안티에이징을 실천하는 가장 쉬운 방법인데 우리가 간과하는 중요한 요소이다. 한국인들의 수면의 현주소와 문제점, 수면이 부족하면 나타나는 문제점과 증상, 잠자는 자세의 개선, 최적의 베개 선택법, 숙면할 수 있는 환경 조성, 수면의 질을 떨어뜨리는 요인, 수면의 질의 중요성, 쾌적한 수면 환경 조성, 불면증 개선 방법, 수면을 방해하는 요소들, 효과적인 낮잠 법, 수면습관 개선의 중요성 등에 관해서 다루었다.

동양의학에서는 정(精), 기(氣), 신(神)이 조화롭게 균형을 이루어야 젊음과 건강을 유지할 수 있다고 본다. 정(精)은 인체의 생명적인 물질이고, 기(氣)는 생명 활동을 하는 에너지이고, 신(神)은 생명 활동이 드러난 이미지로 비유할 수 있다. 정, 기, 신은 우리가 매일 먹는 음식으로부터 얻는 것이다. 진액(津液)은 우리 몸속에 있는 정상적인 수액을 총칭하는 것으로 체액, 위액, 장액, 눈물, 타액 등의 분비물을 포괄한다. 진액은 수분 외에도 영양물질을 대량 함유한 체액의 총칭으로 혈관 안에서 혈액을 공급하고, 전신의 장기와 조직기관에 영양을 공급한다. 진액은 피부와 모발에 영양을 공급하여 윤택하게 한다. 만약 진액이 부족하면 피부, 모발이 건조해지고 주름이 생기며 탄력이 없어진다. 또한, 입술이 갈라지고, 치아가 건조해지고, 코가 마르고, 눈도 건조해지고 침침해진다. 피부의 딱딱함, 갈라짐, 벗겨짐, 주름, 열감이나 염증, 건의 단축이나 위축이 생긴다. 변비가 생기고, 가면을 쓴 것처럼 긴장된 표정을 지니게 된다. 폐경기 여성들은 음이 부족하면서 노화가 가속화된다. 여성호르몬이 줄어들면 신장의 음도 줄어든다. 신장의 음은 몸에 물을 저장하기 때문에 음이 줄어들면 몸 역시 건조해진다. 골수, 척수, 뇌수에 충분한 진액이 공급되지 않으면 요통 등이 발생하는데 이는 노화와 관련된 증상이다. 노화가 되면 젊음과 관계가 있는 신허(腎虛)가 되면서 음이 부족해져 노화가 가속화된다. 그러므로 진액 즉 혈(血)과 음(陰)을 자연적인 방법으로 보충하여 노화를 늦출 수 있다는 개념이다. 이 책에서 그 자연친화적인 방법들을 소개하고 있다.

우리가 사람을 볼 때 '젊은 외모'라는 것은 단순히 얼굴뿐 아니라 패션, 행동, 마인드, 에너지 수준 등 총체적인 느낌이다. 특히 마인드와 에너지 레벨이 가장 크게 좌우한다. 10대 후반의 여학생과 20대 초반의 여학생들은 옷차림도 비슷하고 화장도 하고 머리 파마도 한다. 나이 차이가 얼마 되지 않지만 두 집단을 비교하면 10대 후반과 20대 초반의 집단은 확연히 구분된다. 두 집단이 가진 에너지 레벨이 다르기 때문이다. 10대 후반 여학생들의 에너지 레벨이 높음을 알 수 있다. 지금은 '에너지' 시대이다. 아인슈타인의 "모든 물질은 에너지다."란 말처럼 인간은 에너지 집합체이다. 건강과 질병에 대해서는 개개인이 가진 에너지장을 평가하고 진단하고 예방해야 한다. 이제는 에너지 레벨이 젊음의 척도가 될 것이다. 그러므로 에너지 레벨을 올리기 위한 노력을 해야 한다. 그 방법은 식이요법이든 운동이든 자신에게 맞는 방법을 찾아야 한다. 인간을 신체적, 정신적, 사회적, 영적 통합체로 전인적 시각으로 보는 대체의학이 최고의 선택이라고 생각한다. 또한, 우리의 정신과 마인드가 젊음에 미치는 영향은 더욱 커질 것이다. 어떤 정보를 입력하느냐에 따라 몸이 늙기도 하고 젊어지기도 한다. 즉, 젊음과 노화도 '선택'하는 것이다. 젊음에 관한 정보를 많이 입력하면 젊어지고, 노화에 관한 정보를 많이 입력하면 늙어진다. 그러므로 젊어지기 위해 긍정적이고 낙천적인 생각으로 사는 것이 중요하다. 내가 행복하면 내 주변 1.5킬로미터 반경에 사는 지인들이 행복할 확률도 25%나 올라간다고 한다. 그러므로 오늘도 행복한 감정 바이러스를 주변 지인들에게 전염시키자. 또한, 노화를 받아들이는 태도 즉 '자신의 생체나이를 얼마로 세팅하느냐'가 더 중요하다. 어느 연구 결과에 의하면 달력나이보다 생체나이를 20세까지 늦출 수 있다고 하니 한번 도전해 보기 바란다.

나는 독서광이고 대체의학에 매료되어 공부하다 보니 대체의학으로 석·박사를 공부했다. 대학원 공부를 마치고 나 자신이 힐링과 재생이 필요하고, 또 안티에이징이 절실했다. 그래서 그동안 연구했던 대체의학을 접목한 안티에이징 실천법을 나 자신에게 적용했다. 병원을 가서 수술하거나 호르몬주사를 맞거나 약을 먹는 방법들이 아니라 일상생활에서 쉽게 실천할 수 있는 식이요법, 운동, 습관, 에너지, 정신건강, 수면법, 이혈, 간헐적 단식, 효소, 경혈점, 혈액 정화, 아로마 요법, 케겔 운동, 면역력 증강, 프로바이오틱스 등에 관한 내용을 자세하고 쉽게 설명했다. 이 책은 앞으로 인생을 살면서 지속해서 내가 명심하고 실천해야 할 나의 맞춤 지침서이기도 하다.

여기서 소개되는 방법들 가운데서 무언가를 선택해 실천에 옮길지 결정하는 것은 독자들의 몫이다. 이 책에서 내가 실천했던 방법들을 자세히 소개하니 여러분들도 스스로 실천해 보길 권한다. 아울러 주변에 대체의학에 관한 관심과 수요는 많은데 정확한 정보가 없어 대체의학을 아래에 간단히 소개하고자 한다.

20세기 말부터 현재까지 약품과 수술에 의존하던 현대의학은 암이나 만성 퇴행성질환의 효과적 관리에 한계를 보이기 시작하면서 자연 치유에 대한 인식이 확산하고 건강과 질병 치료에 대한 새로운 시대적

요구를 불러일으키고 있으며, 대체의학에 관한 관심이 세계적으로 증가하는 계기가 되고 있다. 대체의학은 대체요법들을 객관적이고 과학적으로 연구하는 의학이다. 서구에서는 서양의학을 제외한 정통의학을 보충하거나 대체하는 학문으로 현대의학과 대체의학(동양의학 포함)으로 구분된다. 우리나라만이 유일하게 서양의학, 동양의학, 대체의학 셋으로 구분된다. 대체의학은 정통의학을 보충해 준다는 의미로 '보완의학'이라고 불리기도 하고, 또한 질병이 있는 환자 중심의 '전인 의학', 자연치유능력에 초점을 맞춘 '자연 의학', 주류의학인 서양의학에 대비하여 '제3의학'이라고 불린다. 접근방법이나 관점이 다르지만, 환자에게는 모든 의학의 지식체계가 하나로 융합되는 통합적 진료가 가장 바람직한 방향일 것이다.

대체의학은 300여 가지 요법이 있고, 그중에서 비교적 널리 알려져 활용 빈도가 높은 대체요법으로 수기치료, 자연치료, 생약 요법, 식이요법, 아로마 요법, 명상, 요가, 최면, 카이로프랙틱, 기공치료, 동종요법, 에너지 요법, 전통의학[한의학, 중의학, 아유르베다, 티베트 의학, 월의(월남 의학)], 기공 요법 등 60종 내외이다. 신체적, 정신적, 영적인 부분까지 포괄하는 전인적인 접근을 통해 개개인이 가진 자연치유력을 높임으로써 질병의 '치료'보다 '예방'에 초점을 맞추고 있다. 대체의학은 자연치유력을 높이고자 인간을 둘러싼 모든 영향요인의 균형을 맞추는 데 초점을 두고 있어, 부작용이 적은 심신 이완, 운동, 식이요법, 영적인 부분까지 중요시한다. 대체의학은 오랜 경험의학이므로 침술과 같이 객관적으로 타당성이 인정된 것도 있고, 과학적 방법으로 검증이 필요한 부분들도 있으며, 현재도 검증되어 가는 과정 중에 있다. 그러므로 대체의학은 만병통치 요법이 아니며 현대의학을 보완하는 예방적 학문에 적합하다.

최근 전 세계적으로 대체의학에 관한 관심이나 연구열이 점점 고조되어 미국을 비롯한 의료 선진국에서 대체의학을 교과과정으로 채택하고, 국가 차원에서 대체의학 연구에 많은 연구비를 투자하고 있다. 그 예로 미국에서 대체의학 연구를 위해 하버드대학교, 듀크대학교, UCLA대학교 등 수많은 대학교에 대체의학과 관련된 연구소 및 진료센터가 만들어지고 NCCAM과 같은 대체의학만을 전문으로 연구하는 연구기관도 설립되고 있다. 유럽에서는 현대의학과 대체의학이 오래전부터 자연스럽게 공존해 왔다. 영국에서도 의과대학 내 대체의학 관련 강좌를 개설하는 비율이 급속히 증가하고 있다. 영국이나 독일은 대체의학에 대한 치료비를 의료보험에서 오래전부터 지불하고 있다.

우리나라는 서양의학과 동양의학에 가려져 대체의학이 제대로 평가받지 못하고 있다. 이에 대체의학에 대한 정확한 이해와 소개가 필요하며, 환자에게는 서양의학, 동양의학, 대체의학의 통합적 접근법이 가장 이상적이라고 생각한다. 선진국처럼 대체의학을 정책적으로 제도권화하여 예방의학으로서 국민 의료비 절감에 도움이 되길 기원한다.

마지막으로, 좋은 인연으로 만난 프로방스 출판사의 조현수 대표님, 여러 번 꼼꼼히 편집을 해 주신 정민규 실장님, 디자인 실장님, 추천사를 써 주신 대학원 동기 분들, 석·박사 때 좋은 멘토가 되어 주셨던 신광순 교수님, 조성준 교수님, 우리 가족들 정말 감사합니다. 저는 부족하지만 주변에 선한 에너지 넘치는 분들이 계셔서 행복하고 빛나고 있습니다.

# 차례

# 제1장

# 나이보다 젊고 건강한 사람들은 무엇이 다른가?

MIRACLE HEALTH METHOD

# 나이보다 젊고 건강한 사람들은 무엇이 다른가?

해외에 나가서 보면 한국 사람들이 외국인보다 나이에 비해 젊고 건강하며 피부 상태도 좋다. 생활 수준이 높아지면서 스스로 자기 관리를 잘하고 있어서 그렇지 않은가 생각한다. 가끔 TV에 나오는 걸그룹 소녀들을 보면 얼굴은 너무 예쁜데 호감을 주거나 인상적이지가 않다. 왜 그럴까 곰곰이 생각해 보았다. 아마도 세계 최고를 자랑하는 현대 의술의 혜택을 입어서가 아닐까? 다들 인형처럼 예쁘긴 한데 한번 보고 나면 기억에 남지를 않는다.

최근 전 세계적으로 트렌드가 바뀌고 있다. 예전에는 눈이 왕방울만 하고, 코는 피노키오를 능가하는 콧대에, 턱은 V 라인이 되어야 했다. 그러나 점점 시대가 변하여 정형화된 미(美)의 기준에서 벗어나 '있는 그대로의 나'를 존중하고 인정하는 자신감 넘치는 사람들이 대세를 이루고 있다.

이제는 성형의 미가 아닌, 본연의 매력을 해치지 않으면서 개성을 지닌 미인들이 인기다. 이들은 '나'를 중심에 두는 관점을 견지한다. 이러한 나에 대한 '자신감'을 바탕으로 '열정적인 삶'을 살아간다. 특히 외모를 포함한 삶 전체에 주목한다. 그러다 보니 성형에서 피부나 보디 관리로 관심이 옮겨 가고 있다.

또한 이너 뷰티에 관심이 높다. 최근 홈쇼핑 방송에서 예전에 피부과에서나 받을 수 있었던 피부관리 제품이 출시되어 날개 돋친 듯 팔리는 것을 보았다. 사람들의 관리 욕구와 수준이 상당히 높아졌으며, 실제로 관리를 하는 사람들이 많다는 증거일 것이다.

그래서인지 요즘은 나이를 가늠하기가 힘들다. 수명이 길어진 데다 다들 우리 부모님 세대보다 젊어졌다. 과거와 비교하면 현재 나이에서 10세를 뺀 것이 체감 나이다. 현재 40대라면 10세를 뺀 30대가 체감 나이인 것이다. 현재 40대가 부모님 세대의 30대와 비슷하다는 얘기다. 나이를 물어보면 나이에 비해 너무 젊어 보여서 깜짝 놀라는 경우가 많다. 실제로 주변에 행복하고 건강하고 젊어 보이기까지 하는 사람들이 의외로 많다.

그렇다면 나이보다 젊고 건강한 사람들은 무엇이 다를까?

첫째, 젊고 건강한 사람들은 소식한다. 요즘은 먹거리가 풍부해서 영양 부족보다는 과잉으로 문제가 많이 생긴다. 현대 의학이 눈부시게 발전해 난치병, 불치병에 도전하고 있는 현실에서 고혈당, 고지방, 고나트륨, 고요산 등으로 병원에는 환자가 넘친다. 하지만 젊고 건강한 사람들은 과식하거나 음식에 욕심을 내는 경우가 없다. 오키나와, 코카서스 등 세계 장수마을의 사례를 보더라도 그들은 소박한 밥상에 소식을 하며 살고 있다.

둘째, 과일과 채소 중심의 식사를 하며 발효식품이나 유산균을 즐겨 먹는다. 인간은 20세에 성장을 마치고 나면 더 이상 단백질과 열량이 많이 필요하지 않다. 어느 연구 결과에도 있듯이 저단백, 저열량 식단이 젊음과 수명을 연장한다. 고단백, 고지방 음식은 체내에 독소를 많이 만들어 내고, 혈액 오염과 염증을 유발하기 때문에 많은 질병의 원인이 되고 있다. 체내 독소를 제거할 수 있는 효소가 많은 발효식품과 프로바이오틱스가 장내 독소를 제거하는 데 도움이 된다. 섬유질이 많은 과일과 채소는 장 속 프로바이오틱스의 훌륭한 성장 촉진제가 된다.

셋째, 꾸준히 신체 활동을 한다. 장수마을의 사례를 보더라도 100세까지 자신의 두 발로 걷고 계속 손을 움직인다. 적당한 운동이 젊음의 비결임은 확실하다. 나이가 들어 감에 따라 운동 종목도 좀 달라질 필요가 있다. 젊은 나이에는 유산소 운동과 근력 운동이 중심이 되었다면, 40대 이후에는 추가로 관절의 가동 범위를 넓힐 수 있는 유연성 운동이 추가되어야 한다. 또한 운동하기에 늦은 나이란 없다. 근력 운동은 성장 호르몬을 분비시켜 젊음을 유지하게 해 준다. 40대 이후에 유연성과 근력 운동을 하는 데 요가와 필라테스가 도움이 된다. 요가는 호흡의 중요성을 깨닫게 해 준다. 우리는 언제부터인가 깊은 호흡을 못하고 있다. 깊고 이완된 호흡을 해야 더 젊어진다.

넷째, 외모가 젊어 보인다. 덴마크의 한 연구 결과에 따르면 젊어 보이는 외모를 가진 사람들이 더 오래 산다. 인간은 신체와 정신이 통합된 존재이기 때문에 젊음과 건강이 외부로 표현되는 것이 당연하다. 젊음을 유지하고 싶다면 겉으로 보이는 외모도 잘 관리해야 한다. 젊은 외모라는 것은 단순히 얼굴뿐 아니라 건강한 피부, 걸음걸이, 목소리, 윤기 나는 모발, 몸매, 옷차림, 행동, 마인드, 에너지 수준 등 총체적인 모습을 가리킨다.

다섯째, 지적 호기심과 독서이다. 배움을 멈추는 순간 삶도 멈춘다는 말이 있다. 배움의 열정으로 이끄는 것은 지적 호기심과 모험심이다. 지적 호기심이 넘치는 사람들은 독서광이다. 독서에는 지혜로운 철학자들의 가르침이 있다. 독서를 하다 보면 인생의 명확한 꿈과 비전이 생긴다. 꿈과 비전을 실행하기 위해 노력하는 사람은 달력 나이와 무관하게 늙지 않는다.

여섯째, 자신을 사랑하는 긍정주의자다. 세계적인 대체의학자 디팩 초프라 박사는 어떤 정보를 입력하느냐에 따라 몸이 늙기도 하고 젊어지기도 한다고 말한다. 사람은 생각하는 것을 끌어당기는 에너지 집합체이다. 자신을 사랑하는 사람은 행복하고 긍정적인 에너지가 충만하다.

일곱째, 사람들과 끈끈한 네트워크를 형성하고 있다. 사람은 사회적 동물이라 타인과 어울리고 어딘가 소속되어 있는 것이 정신과 육체 건강에도 좋다. 다양한 친구들을 많이 사귀고 유대감을 갖는 것이 중요하다. 특히 정신적으로 힘들 때 소통하고 나눌 수 있는 친구는 영양제보다 귀한 존재이다.

여덟째, 취미 생활을 즐기고, 행복을 누릴 줄 아는 사람이다. 행복하게 사는 사람은 젊고 건강하다. 취미 생활을 즐기는 사람이 젊고 건강하다. 행복한 삶이란 자기가 원하는 곳에서 원하는 사람들과 원하는 일을 하며 자유와 건강을 누리는 삶이다. 행복한 사람은 불행한 사람보다 7년에서 10년 더 오래 산다. 이처럼 행복감은 노화 속도에도 영향을 준다.

아홉째, 유연성과 창조성을 가지고 있다. 코카서스 마을이나 오키나와 등 장수마을 사람들의 정신적인 특징이 있다. 사람이든 물질적인 것이든 특별히 집착하지 않는 유연성과 자기 회복성이 강하다는 것이다. 유연성의 핵심은 모든 것을 기꺼이 놓아 줄 수 있는 마음이다. 어떤 시련이나 상실에도 무너지지 않고, 그 역경을 슬기롭게 이겨 내면서 살아간다. 과거에 대한 집착과 미래에 대한 두려움을 여유 있게 내려놓는 사람은 젊고 유연하다. 이들은 어떠한 상황에서도 적응할 힘을 지니고 있다. 이 힘이 젊음을 유지하는 비결이다.

열 번째, 8시간 충분히 숙면한다. 에디슨은 평소 10시간 이상의 수면을 즐기면서 왕성한 창조 활동을 했다. 잠을 자는 동안 피로가 회복되고 세포가 재생된다. 잠을 자는 동안 젊음을 유지하는 성장호르몬과 멜라토닌, 세로토닌 등의 호르몬이 분비된다. 잠은 단순히 피로 해소의 의미를 넘어 재생과 젊음을 위해 필수적인 것이다.

평소 젊어 보이는 사람들의 특징을 살펴보았다. 사람은 정신과 육체가 통합된 에너지 집합체이다. 젊어 보이는 사람들은 보통 사람보다 에너지 레벨이 높다. 왕성한 신체 활동을 하고, 타인과 어울려서 행복한 삶을 살아간다. 끊임없이 배우고 성장하며, 모든 역경에 유연하게 대처하고, 자기 회복력이 강하다. 그 넘치는 에너지로 타인을 사랑하고, 자신에 대해서도 긍정적으로 생각한다. 자신에 대한 긍정적 에너지는 주변에 아우라를 만든다. 이들에게는 삶의 하루하루가 행복이고 축제이다.

## 02

# 우리 몸은 7시간 숙면하는 동안
# 재생된다

피로를 해소하는 데 가장 효과적인 방법은 깊은 잠을 자는 것이다. '잠이 보약이다.'라는 말을 정말 살면서 실감한다. 피곤해서 정말 죽을 것만 같은데도 푹 자고 일어나면 피로도 감쪽같이 해소되고 기분도 상쾌해서 일할 의욕이 넘친다. 잠이 주는 위력은 대단한데, 공기처럼 그 중요성을 망각하고 산다. 한국은 낮에도 바쁘고, 밤도 휘황찬란한 불빛 아래 야근과 회식, 야간 학습 등 24시간 불이 꺼지지 않는 나라이다. 온 국민이 만성 수면 부족에 시달리고 있다. 잠이 부족해서 혹은 잠을 못 자서 생기는 수면 문제가 최근 주목받고 있다.

필자는 잠에 대해서라면 할 말이 정말 많다. 학생 때는 공부하느라고 수면이 부족했다. 직장인이 되어서는 출근이 빨라서, 대학원 공부 때는 논문 쓰느라고 항상 수면 부족에 시달렸다. 그러니 낮에 잠을 쫓기 위해 커피를 달고 살았다. 늦은 시간까지 뭔가를 열심히 하느라고 야행성 수면 습관이 생겼다. 휴일에는 부족한 잠을 보충하는데, 푹 자고 나면 그렇게 행복할 수가 없다. 정말 어떤 때는 식사도 마다하고 잠이 우선이었다.

그럼 인간은 왜 수면이 필요하며 잠을 자는 동안 우리 신체에서는 무슨 일이 일어날까?

수면 중에는 성장호르몬이 분비되고 세포가 재생된다. 성장호르몬은 아이들의 키 성장에 도움이 되고, 성인들의 노화를 방지한다. 늦은 밤에 책을 보다가 거울을 쳐다보면, 다크 서클이 생긴 얼굴에 피곤함이 가득하다. 그러다가도 꿀잠을 푹 자고 나면 아침에 피부가 맑아지고 머리카락도 윤기가 나면서 우울한 기분마저 날아간다. 신진대사는 자는 동안에 이루어지기 때문에 잠이 부족하면 피부의 수분과 유분 보유량이 줄어든다. 수분과 유분의 균형이 무너지면 피부가 거칠어진다. 또 피부의 탄력을 유지하는 콜라겐과 엘라스틴 등 탄력섬유의 합성이 잘 이루어지지 않으면 피부 처짐이나 주름 등 노화 현상이 가속화된다. 손톱과 모발도 잠을 자는 동안 성장이 촉진된다. 그러므로 생기 넘치는 외모를 위해 신경 쓰고 있다면 우선 잠을 푹 자는 것이 중요하다.

생체시계를 조절한다. 인간도 자연의 일부라 자연의 리듬에 맞춰 살 때가 가장 건강하다. 해가 뜨면 일어나고 해가 지면 잠자리에 드는 것이 가장 이상적이다. 생체리듬에 따르려면 보통 밤 10시부터 11시 사이에 자고 새벽 5시부터 7시 사이에 일어나면 된다. 근래 하버드대학교 실험에서 빛이 조금도 비추지 않는 밀폐된 공간에서 시계 없이 생활하게 했는데도 사람들은 24시간을 주기로 활동한다는 것이 확인되었다.

부교감신경을 활성화한다. 낮에는 각성하고 흥분하는 교감신경이 활성화되고, 밤에는 휴식하고 이완하는 부교감신경이 활성화된다. 자율신경은 이 둘이 시소의 양쪽처럼 항상 어느 한쪽이 우위를 차지한다. 최근에는 정신적, 육체적 스트레스로 부교감신경이 저하되고 상대적으로 교감신경이 지나치게 활성화된다. 그러면 밤에도 긴장을 풀지 못하고 잠을 설치게 된다. 특히 여성의 경우 40~50대가 되면 여성호르몬이 떨어지면서 잠을 자는 게 더 힘들어진다. 부교감신경이 활성화되어야 깊은 잠을 자게 되고 성장호르몬이 분비되어 젊어진다.

숙면하는 동안 면역력이 강화된다. 자율신경은 면역력과 관계가 있는데, 수면 중 부교감신경이 활성화되어 있는 동안 면역력을 담당하는 림프구가 대량으로 만들어진다. 그래서 건강한 수면 습관을 가지면 면역력이 높아진다. 수험생이나 학생들은 중요한 시험을 앞두고 학습한 시간만큼 수면 시간을 꼭 확보해야 한다. 자는 동안 뇌가 기억을 정리하고 저장하기 때문이다. 이처럼 뇌는 깨어 있을 때 오감을 통해 얻은 다양한 정보를 수면 중에 정리하고 장기기억을 저장한다. 우리가 공부하고 학습한 내용을 저장하고 보존하는 것도 수면 중에 이루어진다.

얼굴 윤곽을 형성하고, 성 기능을 유지한다. 한진규의 저서 《수면 밸런스》에 보면 우리 얼굴의 윤곽과 틀이 자는 동안 형성된다고 한다. 잠을 자는 동안 어떻게 자느냐에 따라 얼굴의 형태가 달라지고 '호감형'과 '비호감형' 얼굴이 결정된다. 특히 어린아이의 얼굴은 10세 전후에 완성된다. 이때 코 막힘, 편도선, 아데노이드 감염 등으로 입을 벌리고 자거나 심하게 코를 골고 잔다면 안면 비대칭 등 이상이 생길 확률이 높다. 잠자는 동안 남성은 정상적인 렘수면에 도달하면 발기가 되면서 성 기능이 유지된다.

뇌가 휴식하는 동안 보호된다. 아오키 아키라의 저서 《10년 젊어지는 수면법》에 의하면 자는 동안 여러 가지 수면 물질이 분비되어 수면을 유도한다. 그중에 대표적인 물질이 강한 항산화 작용을 하는 산화형 글루타티온(GSSG)이다. 우리가 잠을 자지 않고 24시간 쉬지 않으면 활성산소가 대량으로 발생해 뇌나 세포가 손상된다. 우리 몸에는 활성산소를 제거하는 항산화 효소가 존재하는데, 글루타티온이 활성산소를 해독해 뇌를 보호한다.

7시간 잔 사람의 수명이 가장 길다. 일본 나고야 대학교 다마코시 아키코 연구팀의 일본 전역을 대상으로 한 10년간의 추적관찰 결과 평균 수면 시간이 7시간인 사람이 사망률이 가장 낮았다. 평균 수면 시간이 4.4시간 이하인 사람의 사망률은 7시간 잔 사람에 비해 남성은 1.62배, 여성은 1.60배 높았다. 이 조사를 통해 무조건 많이 자는 것도 좋지 않다는 사실이 밝혀졌다. 평균 수면 시간이 8시간보다 긴 경우 남녀 모두 사망률이 높아졌으며, 10시간인 경우에는 4시간 미만의 초단기 수면일 때보다 사망률이 더 높았다. 이에 대한 구체적인 원인은 아직 밝혀지지 않았다. 이와 유사한 조사가 미국 캘리포니아에서도 이루어졌다. 이곳에서 6.5~7.4시간 수면한 사람의 사망률이 가장 낮다는 결과가 나왔다.

숙면은 다이어트에도 도움이 된다. 다이어트에 큰 영향을 미치는 호르몬인 렙틴(Leptin)과 그렐린(Ghrelin) 역시 수면 시간과 관계가 있다. 렙틴은 지방세포에서 분비되는 호르몬으로 식욕을 억제하고 기초대사량을 높이는 역할을 한다. 렙틴 분비가 활발하면 식욕이 억제되고 기초대사량이 증가해 살이 빠진다. 반면, 그렐린은 위에서 분비되는 호르몬으로 식욕을 증진하는 작용을 한다. 그런데 수면이 부족하면 렙틴은 감소하고, 그렐린은 증가한다. 미국 스탠퍼드 대학교에서 실시한 조사에 의하면 수면 시간이 5시간 이하인 사람은 8시간인 사람에 비해 혈중 렙틴 농도가 15.5% 적고, 그렐린은 14.9%나 많은 것으로 나타났다. 또한, 잠이 부족한 사람은 그렇지 않은 사람에 비해 하루에 약 300*kcal*나 많은 열량을 섭취한다는 결과도 있다. 결국, 적절하게 수면하면 렙틴과 그렐린이 균형 있게 분비되어 날씬함을 유지할 수 있다.

그 밖에도 잠이 부족하면 낮에 집중력이 떨어져 학습 능력은 물론 업무 성과도 떨어진다. 기억력이 감퇴하고 올바른 판단을 할 수 없다. 졸음운전은 음주운전보다 더 심각하다. 조셉머피 박사의 저서 《잠재의식의 힘》에서 미국 연방 도로교통안전국에 따르면, 매년 수면과 관련된 교통사고가 무려 20만 건에 이르고 있다. 적어도 운전자 다섯 명 중 한 사람은 이따금 졸음운전을 하는 셈이다. 그 결과 밤에 교통사고가 일어날 확률이 낮에 비해 5~10배나 된다. 자원자 실험을 수행한 결과, 뇌가 피로해지면 맹렬히 수면을 갈망하게 되고, 잠을 자기 위해서 무엇이든지 희생하게 된다는 사실이 밝혀졌다. 수면이 단 몇 시간만 모자라도 실험 대상자들은 '순면(순간적인 잠)'이라든가 '미면(깜박 졸음)'이라고 불리는 잠시 잠을 훔치는 가면(假眠) 상태를 경험하게 된다고 한다.

필자도 예전에 졸음운전으로 가벼운 접촉사고를 낸 적이 있다. 병원에서 야간에 수술실 당직 근무를 할 때, 차량 전복 사고로 응급환자가 많아서 밤새 정신없이 많은 수술을 했다. 너무 지치고 피곤한 상태에서 아침에 차를 몰고 퇴근하다가 정말 깜박 졸음운전으로 앞차 범퍼를 살짝 부딪혀 접촉사고를 낸 적이 있다. 두 사람 다 다치지 않아서 천만다행이었다. 하지만 너무 졸려 자꾸만 내려오는 눈꺼풀을 뺨을 때리고 허벅지를 꼬집어도 막을 수가 없었다. 지금 생각해도 아찔한 경험이었다.

　수면이 부족하면 면역력이 떨어지는 것은 물론이고 심장병, 우울증, 비만의 위험이 높아지며 노화 역시 빠르게 진행된다. 우리 몸은 7시간 숙면 동안 재생된다. 동안인 사람들의 비결은 잠을 잘 자는 것이다. 오늘부터라도 몸매와 피부 등이 아름다워지기를 원하는 여성들은 비싼 화장품이나 다이어트 보조제를 구매하기보다 건강한 수면을 취하는 것이 가장 시급한 과제다. 젊음을 유지하겠다고 힘들게 운동하거나 값비싼 영양제를 먹을 필요 없다. 단지 적절한 시간에 잠을 푹 자기만 하면 되는 것이다. 돈이 드는 것도 아니고, 힘든 노력이 필요한 일도 아니다. 오늘부터 '굿 잠'을 청해 보자. 10년 젊어지는 비결이다.

# 03

# 깨끗한 피부가
# 동안을 만든다

가끔 파마하러 미용실에 간다. 여자들은 알 것이다. 머리 파마하고 예뻐지는 데 서너 시간은 기본이라는 것을. 그래서 미용실에 갈 때는 최대한 편한 복장으로 간다. 그리고 그 지루한 시간을 지루하지 않게 보내는 소소한 즐거움이 있다. 그건 바로 여성의 백과사전과도 같은 여성 잡지들이다. 여성 잡지에는 최신 패션부터 헤어스타일, 화장법, 피부 관리법, 연예인들의 활동 등 흥미로운 기사가 많다.

최근 나이는 숫자에 불과하다는 걸 절실히 보여 주는 배우 김성령 씨의 인터뷰 기사가 있어 눈여겨봤다. 50대의 나이가 믿기지 않는 동안 얼굴과 피부, 몸매로 여성들의 워너비다. 피부 관리는 기본이요, 피부를 위해 찬 음식과 밀가루 음식을 최대한 피한다고 한다. 또한 송중기와 세기의 결혼식을 올린 송혜교 씨는 인형 같은 피부와 얼굴이 30대라고 믿기지 않는다. 송혜교 씨는 피부를 위해 즉석식품이나 심지어 커피도 잘 마시지 않는다. 매일 천연 보습을 위한 오이 팩을 즐긴다고 한다. 김

태희 씨도 20대부터 립밤을 가지고 다니면서 거울도 보지 않고 수시로 바른다고 한다.

연예인들은 자기 나이보다 10년 이상은 젊어 보인다. 피부가 한몫한다. 인터뷰 기사를 보면 다들 기본적으로 피부관리실에서 관리를 받고 있다. 그것으로도 부족해 피부를 위해 해로운 음식은 피하고, 1일 1팩은 기본이다. 역시 무슨 일이든 부지런히 관리하는 사람은 못 따라가는 법이다.

요즘 일반인들 중에도 피부 관리를 받는 사람들이 많다. 필자도 일주일에 한 번은 꼭 피부관리실에 가서 피부 관리를 받는다. 20대에는 백옥 같은 피부를 유지했다. 그런데 대학 들어가서 늦은 밤까지 리포트 쓰고, 책 보는 게 일상이었다. 자연스레 라면, 치킨 등 야식은 기본이요, 커피가 음료수였다. 즉석식품을 즐기고 수면 부족에 스트레스까지 겹치다 보니 대학 4년 때부터 뒤늦은 청춘의 상징인 여드름이 얼굴에 나기 시작했다. '오 마이 갓, 한참 예뻐야 할 나이에 여드름이라니.' 얼굴에 여드름이 나니 화장을 할 수도 없고, 지성 전용 화장품을 사용해야만 했다. 자신감 넘치던 내가 얼굴에 여드름이 나니 피부에 신경이 쓰이고 사람들 만나는 게 귀찮아지기까지 했다. 그래서 얼굴에 흉터가 생기지 않도록 그때부터 피부관리실을 찾아서 관리를 받기 시작했다. 그당시 나는 사람들을 보면 먼저 피부가 좋은가 안 좋은가부터 봤다. 그러니 내가 그때 피부에 얼마나 집착했는지 상상이 갈 것이다. 얼굴이 예쁜지 안 예쁜지는 별로 중요하지 않았다. 피부가 깨끗하면 그걸로 만사 좋았던 시절이었다.

그때부터 피부를 관리해서인지, 여드름으로 울긋불긋했던 멍게 같던 피부가 지금은 좋다는 소릴 듣는다. 여자들은 예쁘다는 칭찬보다 피부가 좋다는 칭찬이 더 기분 좋다. 하루는 아이가 아파서 모 대학병원에 진료를 간 적이 있었다. 의사 선생님이 "보호자세요? 왜 이모님이 오셨어요? 어머님은 안 오셨나요?" 이런 질문을 받고 내심 기분이 좋았다. 하여간 뻔한 말치레인 줄 알면서도 기분이 나쁘지 않았다.

피부에 관심을 두기 시작해서, 지금은 여드름 피부 관리에 나만의 비결이 있다. 여드름의 원인은 10대 호르몬, 불규칙한 수면 습관, 평소 식습관 등 다양하다. 원인은 다양하되 관리방법은 비슷하다. 우리 몸의 피부는 오장육부의 폐와 대장으로부터 영향을 받는다. 폐와 대장이 건강하지 못하면 그 상태가 피부에 그대로 표현된다. 예로 들면 흡연자들이나 폐에 문제가 있는 사람들의 피부 상태를 보면 깨끗한 피부와 거리가 멀다. 또한, 변비가 있거나 대장 장내 세균총에 유해균이 많다면 이런 사람 역시 피부가 깨끗하지 못하다. 깨끗한 피부를 원한다면 우선 폐나 대장의 건강 상태를 꼼꼼히 살펴야 한다. 또한, 위장 장애가 있어도 피부 상태에 영향을 미친다. 다음은 내가 실천했던 여드름 피부 관리를 위한 방법이다.

우선, 맑은 물을 하루 2리터 충분히 마시고, 틈틈이 실외로 나가서 맑은 공기를 폐에 가득 공급한다. 커피나 녹차를 많이 마시는데 커피나 녹차는 우리 몸의 탈수를 유발할 수 있다. 차를 많이 마신다면 더욱 신경 써서 물을 보충해 주어야 한다. 7시간 이상 잠을 충분히 자야 한다. 잠을 자는 동안 여러 가지 호르몬이 피부를 재생해 주고 활성산소를 제거해 준다. 잠을 푹 잔 날과 못 잔 날의 얼굴을 보면 확연히 다르다.

일주일에 한 번은 각질 제거 및 모공 청소를 한다. 피부는 약 28일 주기로 재생되는데 피부 표피에 각질을 제거해야 모공이 막히지 않고 재생된다. 요즘은 화장품 중에 효소 각질 제거제나 각질 제거 팩이 많이 나와 있으니 피부에 맞는 각질 제거 팩 하나 정도는 갖추는 것이 좋다. 일반 피부라면 주 1회, 여드름 피부라면 주 2회 정도 모공을 열고 각질을 제거하자.

세안 후 알로에 젤을 충분히 발라 준다. 알로에는 항균, 피부 보습 진정 효과가 있어서 피부를 재생시킨다. 절세가인 클레오파트라는 알로에 즙액을 피부에 발라서 아름다운 피부를 유지했다고 한다. 티트리 오일이 들어간 제품 역시 항균 효과가 있어 여드름의 염증을 진정시키는 효과가 있다. 주 1회 여드름에 좋은 진정 및 항균 작용이 있는 천연 팩을 하자. 여러 천연 재료 중 원하는 종류를 갖춰서 피부 상태에 따라 섞어 주면 된다. 여드름에 좋은 재료로는 밤 껍질, 감초, 알로에, 삼백초, 어성초, 녹차, 토사자 등이 있는데 해독, 항균, 항염, 진정 효과가 있어서 자주 애용했던 재료들이다. 물이나 요구르트에 섞어서 15~20분 후에 세안해 주면 좋다.

평소 식단 관리도 중요하다. 될 수 있으면 달고 자극적인 음식은 피하는 게 좋다. 갑자기 얼굴에 뾰루지가 올라온다면 최근 일주일 동안 내가 무얼 자주 먹었는지 점검한다. 즉석식품, 밀가루, 기름진 음식, 알코올, 설탕 등을 자주 먹지는 않았는지 곰곰이 생각해 본다. 뾰루지가 올라오면 오장육부에 해로운 음식은 피하고 오색찬란한 채소와 과일을 일부러 더 챙겨 먹는다.

또한, 매일 장 건강을 위해 아침 사과와 요구르트를 챙겨 먹는다. 바쁜 시간에 쫓긴다면 유산균 캡슐도 좋은 대안이 될 수 있다. 변비가 있다면 독소를 품고 있는 꼴이다. 독소는 다시 재흡수되어 혈액까지 오염시켜 또 다른 건강 문제를 일으킬 수 있다. 그러므로 피부 건강을 위해서는 장 건강을 먼저 챙겨야 한다. 장이 깨끗해야 피부도 깨끗해진다. 프로폴리스는 천연 항균, 항산화제로 여드름이나 뾰루지가 올라오면 하루 1회 정도 신경 써서 챙겨 먹는다. 프로폴리스는 주로 해외에 다녀올 때 면세점에서 꼭 사 오는 필수품이다. 요즘 국내에서도 정제나 액체로 제품이 나오고 있다. 또 빼놓을 수 없는 것이 주 3회 정도 땀을 흘리는 운동이다. 운동을 하면 체온이 올라가 모공이 열려 청소가 될 뿐만 아니라, 노화의 주범인 활성산소도 제거된다. 운동할 시간이 정말 없다면 목욕이나 스파를 해서라도 모공을 깨끗이 청소하자.

이상의 방법은 내가 직접 실천했던 방법들이다. 여드름이 났던 과거에 비하면 지금은 정말 좋은 피부를 유지하고 있다. 사람들은 과거에 내가 여드름 피부였으리라고는 상상조차 하지 못한다.

나이보다 유난히 동안인 친구들이 있다. 여러 이유가 있겠지만 가장 큰 이유는 아기 같은 피부가 가장 큰 이유이다. 피부미인 고현정도 꾸준히 관리하는 것으로 유명하다. 심지어 몸에 해로운 음식은 입에 대지 않고, 피부 건조를 막기 위해 히터나 에어컨도 잘 켜지 않는다고 한다. 이렇게 꾸준히 자기 관리를 하는 것은 물론이고, 정기적으로 병원과 관리실도 다닌다고 한다. 역시 남다르게 꾸준히 관리해 깨끗한 피부를 가진 여자가 아름답고 젊어 보인다.

## 04

# 10년 젊어 보이는
# 외모를 갖춰라

최근 동안 열풍이 거세다. 피부과 실장으로 근무하는 지인에게서 들은 얘기다. 피부과나 성형외과 하면 주 고객으로 젊은 20, 30대를 떠올리는데, 실제로는 40, 50대 고객이 많다는 것이다. 주로 고학력자, 고소득자, 사업가, CEO, 기업체 임원들이 조금이라도 젊은 외모로 경쟁력을 높이려고 '비즈니스 관리'를 하고 있다는 귀띔이다.

실제로 내가 다니는 피부 관리실도 여자 고객만 있는 것이 아니다. 언제부터인가 남자 고객들이 보이기 시작했다. 피부 원장님 말이 부부가 함께 오거나 남자 임원들이 골프를 치고 온 날이면 꼭 미백과 주름 관리를 받으러 정기적으로 온다는 것이다. 그리고 화장품 가게에 가 보면 남자들을 위한 미백, 주름 기능성 화장품이 진열대 한 곳을 빼곡히 채우고 있는데, 이제는 아주 자연스러운 현상이다. 노무족(NOMU, No More Uncle: 젊고 세련된 외모와 생활을 추구하는 중년 남성), 어번 그래니(Urban Granny: 손주를 봐 주는 대신 자신의 인생을 즐기는 도시 장년층)로 통칭되는 지금의 중장년층은 젊은 외모 가꾸기에 적극 투자하고 있다. 건강 못지않게 외모도 자산이기 때문이다. 100세 시대에 아직 살아갈 날이 많으니 적금통장 붓듯 외모에도 투자하는 것이다. 안티에이징에서도 20, 30대보다 과감하게 욕구를 표출하고 있다.

통합의학과 서재걸 원장은 "덴마크의 한 연구팀이 70세 이상 쌍둥이 1,800쌍을 7년간 추적 관찰한 결과 쌍둥이 중 동안인 사람이 더 오래 산다는 연구 결과를 내놨다. 이 연구에서 보듯이 결국 젊어 보이는 외모가 미용 목적뿐 아니라 실제 더 건강한 삶의 기준이 될 수도 있다는 뜻이다."라고 말한다.

젊은 외모라는 것이 동안만 그 기준이 되는 것이 아니다. 우리가 어떤 사람을 볼 때 젊은 외모라 하는 것은 단순히 얼굴뿐 아니라 옷차림, 행동, 마인드, 에너지 수준 등 총체적인 느낌이다. 주변 친구들 얘기를 하려 한다. 친구 중에 P라는 친구가 있는데 정말 동안이다. 아기 같은 백옥 피부에 단발머리이고, 20대 옷도 잘 소화한다. 무엇보다 정말 즐겁게 산다. 또 유심히 그 친구를 관찰해 보니 정말 사교적인 성격이다. 일명 마당발이다. 항상 전화하면 친구들과 즐겁게 지내고 있다. 어떤 친구의 근황이 궁금하면 그 친구에게 물어보면 다 알 수 있다. 사교계의 네트워크가 정말 끈끈한 거미줄 수준이다. 그러니 그 친구는 외롭고 쓸쓸할 틈이 없다. 유쾌 상쾌 통쾌한 성격이다.

또 다른 친구인 D도 역시 동안의 끝판왕이다. 그 친구도 30대로나 보일까, 아니 사실 연예인처럼 동안이다. 그 친구의 비결을 꼼꼼히 관찰한 결과 운동일까 상상했다. 그러나 내 예상은 빗나갔다. 그 친구는 10시가 되면 하던 일을 멈추고 자야 한다. 그 시간이 되면 졸기 시작한다.

충분한 숙면이 비결이었다. 피부 관리를 꾸준히 받는 것은 물론, 해로운 음식은 피하고 항산화제 식품을 습관적으로 챙겨 먹는다.

그럼 난 어떨까? 한동안 나 자신을 객관적인 눈으로 평가해 보려 했다. 외모가 젊어 보인다는 얘기는 듣는다. 내 얘기를 해야 할 때 좀 쑥스럽고 민망하다. 나는 꾸준히 운동하고, 젊은 마인드를 지니고 산다. 본래 나는 어릴 때부터 유독 마르고 체력이 약했다. 173센티 키에 몸무게 50킬로도 안 되었으니, 정말 사는 게 사는 게 아니었다. 20대 들어서 병원 근무를 해야 하는데 체력이 안 되니 퇴근하고 오면 시체처럼 밥도 안 먹고 잠만 자기 일쑤였다. 하고 싶은 일은 많은데 체력이 안 돼서 그때 처음 시작한 운동이 헬스였다. 터미네이터로 유명한 아널드 슈워제네거도 20대에 몸이 너무 왜소해서 헬스를 처음 시작했다고 한다. 운동을 하니 무슨 일이든 할 수 있는 체력과 에너지가 생겼다. 아무리 먹어도 살이 안 쪘고, 오히려 잘 먹고 남는 그 에너지로 새로운 일들을 시도할 수 있었다. 헬스로 키운 체력으로 다른 운동에도 도전하게 됐다. 시대적으로 유행하는 운동은 거의 다 경험했다. 볼링, 스쿼시, 인라인, 스키, 자전거, 수영, 아쿠아로빅, 에어로빅, 벨리댄스, 요가, 필라테스, 골프까지 두루 다 섭렵했다. 집안에 있는 스포츠 용품과 복장만 봐서는 운동선수일 줄 알 것이다. 에너지가 생기니 생활이 더 활기차고 모든 일에 적극적이 되며 취미 생활도 즐기게 됐다.

동안을 결정하는 것은 무엇일까? 아마도 처음 보았을 때 피부나 건강 상태가 동안인지 여부를 가장 많이 좌우할 것이다. 피부가 맑고 깨끗하거나 몸매가 날씬하면 좀 더 젊어 보인다. 연구 결과로 입증된 사실도 있다. 미국 질병통제예방센터 연구팀은 연방 건강 자료를 토대로 소득과 체중 간의 관련성을 조사했다. 그 결과, 여성의 경우 고소득군에서 비만 비율이 낮은 것으로 나타났다. 반면에 남성은 연관성이 없었다. 아무래도 소득이 높을수록 좀 더 건강한 식단을 짜고 운동을 하며 날씬해진다는 얘기다. 날씬한 외모에서 중요한 것은 표준체중을 유지하는 것이다. 그렇다면 비만의 기준은 무엇일까? 우선 브로카 변법이 있다. 이 방법은 키에서 100을 뺀 수치를 표준체중으로 보는 브로카법에 동양인의 체형을 고려해 0.9를 곱하는 수식이다. BMI(체질량지수)라는 지표로 자신의 몸무게에 키(단위는 미터)의 제곱을 한 것을 나눈 것으로 연산식으로 쓰자면 체중(kg)/키(m)이다. 성인의 경우 이 BMI 수치 범위 18.5에서 25를 정상으로 본다. 그 미만은 저체중, 25~30을 과체중, 30을 넘어갔을 때 비만이라고 한다. 최근에는 체성분 측정기를 통해 체중보다는 체지방과 근육량을 더 중요하게 본다.

표준체중 계산법
- 브로카 변법 : (키-100)×0.9
- 체질량 지수 : 체중(kg) / 키(m)×키(m)

외형상 건강뿐 아니라 대사증후군이 없어야 진정 속부터 건강하다고 할 수 있다. 만성적인 대사 장애로 인하여 인슐린 저항성과 함께 고혈압, 고지혈증, 비만, 심혈관계 죽상 동맥경화증 등의 여러 가지 질환이 한 개인에게서 한꺼번에 나타나는 것을 대사 증후군이라고 한다. 여러 진단 기준이 있지만, 일반적으로 5가지 기준 중 3가지 이상이 해당하면 대사증후군으로 진단한다.

- 중심 비만으로 동양인 기준 남자의 경우 허리둘레 90, 여자 80 이상
- 고중성지방 혈증으로 중성지방이 150mg/dl 이상
- 고밀도지단백 콜레스테롤(HDL-cholesterol)이 낮을 경우, 남자의 경우 40mg/dl 미만, 여성 50mg/dl 미만
- 공복혈당이 110mg/dl 이상
- 고혈압 수축기 혈압이 130/85mmHg 이상인 경우

두꺼운 허리둘레는 과식, 고지혈증은 지방 과다 섭취, 고혈당은 설탕 과다 섭취, 고혈압은 소금 과다 섭취라는 메시지가 숨겨져 있는 것이다. 우리가 대사증후군에 주목하는 것은 향후 당뇨병과 심뇌혈관 질환의 발생 위험을 높이기 때문이다. 그러므로 날씬함은 단순히 보기 좋은 외모만을 상징하는 것이 아니라, 진정 속부터 젊음을 유지하는 기준이다.

여자의 변신은 무죄라 했던가. 외모를 젊게 보이는 패션이나 헤어스타일, 화장법 등 변장 같은 마술은 정말 많다. 오죽하면 남자들 사이에서 여자들의 화장발에 속지 말자는 말이 나올까? 게다가 연예인의 패션이나 화장법 등은 정보화시대인 오늘날 인터넷에서 검색하면 다 나오는 세상이다. 게다가 시뮬레이션으로 옷도 입어 보고 헤어스타일도 바꿔 볼 수 있는 시대이다. 조금만 자신에게 관심을 가지고 노력한다면 얼마든지 젊게 바꿀 수 있다는 얘기다.

또한, 젊은 외모를 유지하려면 마인드가 제일 중요하다. 나이는 숫자에 불과하다는 사실을 증명해 보이는 사람들이 많다. 가장 대표적으로 연예인들을 보면 젊은 패션과 새로운 도전정신이 항상 젊어 보이는 비결이다. 최강동안인 장나라, 김사랑, 최강희, 임수정, 김성령 등을 보면

얼굴도 동안이지만 자신만의 패션이나 헤어스타일 등을 잘 매치해서 나이보다 무려 10년 이상은 젊어 보인다. 연예인들을 보면 마인드도 젊고 새로운 패션 아이템도 두려워하지 않고 척척 도전한다.

젊어 보이는 외모를 가진 사람들은 실제 건강 상태도 젊다. 젊어 보이는 외모는 얼굴뿐만 아니라 체형, 행동, 패션, 헤어스타일, 화장법, 마인드 등 총체적인 에너지와 분위기가 좌우한다. 또한, 외모가 젊어 보이려면 외면적으로 보이는 모습뿐만 아니라 내면의 장기와 세포가 모두 다 젊어야 한다. 그러기 위해서는 표준체중과 적절한 근육량을 유지해야 할 뿐 아니라 혈압, 혈당, 콜레스테롤 등을 함께 관리해야 한다. 신체의 젊음과 건강을 유지하기 위해 자기 나이에 한계를 두지 말고 오늘부터 새로운 것을 배우자. 그리고 스펀지처럼 모두 흡수해서 내 것으로 재창조해 보자. 어제보다 훨씬 젊은 외모가 나를 반길 것이다.

# 05

# 자신만의 스타일을
# 돋보이게 하라

몇 년 전 이탈리아 밀라노에 여행 간 적이 있다. 밀라노 성당보다 더 시선을 끌었던 것은 밀라노 사람들의 패션이었다. 화려하게 꾸미고 한껏 신경을 써서 '나 패셔니스타다.'라며 척하는 패션이 아니라, 신경 안 쓴 듯 무심하게 입고 있는 패션이 금방 화보에서 나온 모델 같았다. 자기의 성격, 상황과 장소에 잘 맞게 입는 것이 패션 스타일이다. 스타일은 옷만으로 해결할 수 없다. 아무리 명품을 입어도 그 사람이 옷을 소화하지 못하면 아름답지 않다. 아름다운 사람이라도 스타일이 없으면 촌스러울 수밖에 없다.

예전에 나를 처음 본 사람들은 예술이나 패션 쪽에서 일하냐는 질문을 많이 했다. 교육계에 근무한다고 하면 다들 의외라고 생각한다. 아마도 교육계 등 보수적인 직장에 근무하는 사람들은 주로 정장을 입어야 하고, 튀는 옷은 입지 않는다. 그러다 보니 다소 보수적이고 딱딱하고 옷 못 입는 부류라는 선입견이 있다. 물론 옷을 보수적으로 입는 것은 사실이지만, 그렇다고 옷을 못 입지는 않는다. 옷을 좋아하고 패션 아이템과 쇼핑을 좋아한다. 자신이 잘 소화해서 옷을 감각 있게 입는 사람들에게 더 눈이 간다.

대학 때 우연히 학교 내 패션쇼 무대에 선 경험이 있다. 단지 키가 173센티로 크고, 단지 말랐다는 이유로 모델이 되었다. 모델이 필요하다는 선배의 부탁으로 무대에 섰다. 지금 생각해 보니 그 작은 경험이 내게는 좋았다. 그리고 후배들이 멋있는 선배라고 좋아했다. 그 이후로 옷 입는 걸 즐기다 보니 옷을 잘 입는다는 소리도 듣게 되었다. 그 당시에는 좀 개성 있고 과감한 패션을 즐겼다. 나중에는 입는 걸 더 즐기게 되었고, 점점 더 패션에 자신이 생겼다. 또한, 사진 동아리를 하다 보니 패션을 보는 눈도 생겼다. 그런데 패션은 하는 일과 직장 분위기에 따라 많이 달라진다. 그렇게 파격적이고 개성적인 옷차림을 좋아하던 내가 교육계로 들어와서 180도 바뀌어야 했다. 우선 보수적인 분위기에 맞는 옷으로 바꿔야 했다. 그리고 주변을 둘러봐도 개성 있게 입은 사람이 별로 없었다. 결국, 눈물을 머금고 옷장의 옷 스타일을 바꿨다. 그래도 방학 때나 친구들을 만날 때는 직장에 입고 가지 않는 개성 만점의 옷을 소화한다. 그리고 상황에 따라 영 캐주얼 패션부터 격식 있는 모임에 어울리는 옷까지 모두 잘 소화한다. 나이가 있다고 트렌드를 따라 하지 말라는 법은 없다. 한 번도 입어 본 적 없는 옷도 과감히 입어 보라. 실험 정신을 발휘하는 일은 생각보다 재미있다.

내가 좋아하는 모델 중에 장윤주가 있다. 얼굴은 쌍꺼풀 없고 동그란 동양적인 얼굴에 서구적인 몸매의 소유자다. 가끔 영화에도 나오고, 꾸미지 않은 듯 자연스러운 패션이 매력적이다. 요즘 예능에서도 주가를 올리고 있는 모델 한혜진은 정말 프로다. 모델 나이로서는 적지 않지만 자기 관리를 잘하고 TV에서 언제 봐도 완벽한 패션을 보여 준다. YG의 지드래곤은 신체 조건을 보면 모델이 되기에 키가 작지만, 항상 완벽하고 개성적인 패션으로 자신의 단점은 극복하고 장점을 부각하는 좋은 본보기다.

패션은 유행을 좇는 것이 아니라, 자신을 표현하기 위해 자신만의 스타일을 찾는 것이다. 우리는 사랑을 할 때도 마음이 가는 대로 편하고 즐거운 마음으로 해야 진정한 사랑의 기쁨을 느낄 수 있다. 마찬가지로 패션도 즐거운 마음으로 시도해야 자신만의 진정한 스타일을 찾을 수 있다. 자신의 스타일을 돋보이게 할 아이템들은 많다. 향수, 시계, 구두, 가방, 액세서리, 스카프, 벨트, 모자 등 다양하다. 무조건 비싼 것을 살 필요는 없다. 자신의 스타일을 잘 완성해 주고 자신의 가치를 더욱 업그레이드할 아이템을 보는 안목이 필요하다. 우리가 좋아하는 연예인들이 모두 명품을 걸치고 있는 것은 아니다. 오히려 요즘은 브랜드 로고가 보이지 않는 제품을 선호한다. 가장 중요한 것은 무엇이 자기에게 잘 어울리는지 볼 줄 아는 그 안목으로 자신의 스타일을 완성하는 것이다.

내가 가장 좋아하는 스타일 아이템은 향수이다. 향수는 진정으로 자신을 나타내는 자신의 메시지다. 마릴린 먼로가 자기는 이것만 뿌리고 잔다고 해서 더 유명해진 'NO. 5'는 향수에 '봄의 욕망', '저녁의 도취' 같은 시적인 이름을 붙였다. 후각은 청각이나 시각보다 더 강력하게 작용한다. 나는 로즈 향이 들어간 향수를 선호한다. 주로 기분이 의기소침해지거나 스트레스를 받으면 좋아하는 향수를 뿌리고 출근하면 기분이 좋아진다. 사무실에서도 아로마 램프를 켜 놓거나 향초를 이용하기도 한다. 아로마 오일을 모으고 있기도 하다. 향수는 다양하게 갖추고 있어서 그때그때 기분에 따라 선택한다. 향수는 그 나름대로의 느낌이 있는데 편한 친구들을 만나러 갈 때는 캐주얼한 향을 택한다. 좀 격식 있는 자리에 갈 때는 옷과 향수를 매치하려고 한다. 라디오 디제이로 활동 중인 최화정 씨는 향수를 잘 바꾸지 않는다고 한다. 사람들이 언제든지 자기를 기억하게 하기 위해서란다. 최화정 씨 말에 격하게 공감한다. 사람의 감성을 자극하는 데 이보다 더 좋은 것은 없다고 하니, 한번 활용해 보자. 올바른 향수 사용법은 손목에 뿌리는 것이다. 손목에 뿌린 후 양쪽 손목을 비비는 경우가 있는데, 그러면 향수의 분자가 깨져서 냄새가 변질될 수 있다고 한다.

잡지에서 가정 먼저 눈길이 가는 것은 시계이다. 보통 여자들은 귀걸이, 목걸이, 반지 같은 아이템을 좋아한다. 근데 난 주렁주렁 착용하는 것을 별로 좋아하지 않고 대신 단순하면서 제대로 된 고급스러운 시계를 좋아한다. 시계도 다이얼이 작은 것보다는 큼직한 중성적이거나 남성적인 시계를 좋아한다. 에베레스트 산에서나 쓸 만한 기능을 갖춘 스포츠 시계부터 작고 여성스러운 스틸 시계까지 다양하게 좋아한다. 그러다 보니 외국 나갔다 올 때마다 좋은 시계를 하나씩 장만한다. 되도록 오래 소장하고 유행이 타지 않으면서도 개성적인 시계를 하나둘씩 사다 보니 꽤 시계가 많다. 가끔 딸이 엄마 시계를 욕심 내며 차 보곤 한다. 그러면서 "엄마, 시계 예쁜 것 많은데 저한테 하나 분양해 주면 안 돼요?" 묻곤 한다. 그러면 "그래, 한 개 골라 봐. 분양해 줄게." 한다. 시계는 그 사람의 취향을 잘 보여 주는 아이템이고, 내가 가장 애착하는 물건이다.

영화 〈섹스 앤드 더 시티〉에서 사라 제시카 파커는 구두에 애착이 많은 극 중 인물로 나온다. 사라는 극 중에서 신발에 남다른 애정을 품고 있으며, 집에 500켤레 이상의 신발을 보유하고 있다. 특히 '마놀로 블라닉' 신발에 꽂혀서 집 안 옷장 가득 신발 상자를 유물처럼 애지중지한다. 사라는 "결국 마놀로 블라닉 같은 남자가 있는가 하면, 버켄스탁 같은 남자가 있지, 어느 쪽을 선택하느냐는 우리에게 달렸지."란 말처럼 외출 전 그날 어디를 갈지에 따라 신발을 먼저 정하고 그 신발에 맞는 의상을 고른다. 그 영화를 보면서 웃기도 했지만, 여자들이라면 신발에 애정을 갖는 걸 이해한다. 그리고 신발만큼은 기능적으로 잘 맞고 편한 것을 고른다. 신발은 인체의 기능과 밀접하게 연관되어 있다. 아무리 아름다운 구두라 해도 기능적으로 문제가 있거나 불편하면 구두가 아닌 그냥 사치품에 불과하다. 하지만 패션의 완성은 뭐니 뭐니 해도 신발이다!

여자들은 유독 가방에 관심이 많다. 집 근처 백화점에 가면 1층 가장 좋은 위치에 항상 명품들이 진열장에 즐비하게 진열되어 있다. 좋든 싫든 그곳을 지나치면서 항상 가방을 보게 된다. 그리고 잡지를 보더라도 앞장에 나오는 것도 역시 명품 가방이다. 여자에게 핸드백은 가방 그 이상의 가치가 있다. 욕망의 물건인 핸드백은 소유욕에 불타게 하는 이상한 물건임이 확실하다. 그래서 무슨 기념일이나 여행 다녀오다 하나씩 산다. 그런데 공부하러 다니고 가방에 책이랑 소지품을 많이 가지고 다니다 보니 자꾸 가방 크기가 커진다. 언제부터인가 작고 여성스러운 가방은 옷장 고이 모셔 두고 쓸 일이 별로 없어진다. 자꾸 커지고 서류 가방 같은 가방을 선호하게 된다. 여행을 갈 때 남성용 백팩도 자주 메고 다닌다. 워낙 키가 커서 그런지 중성적인 시계와 가방을 좋아한다. 여성스러운 것보다 중성적인 것에 더 끌리는 이유는 잘 모르겠다.

옷을 고를 때 가장 중요하게 봐야 할 것이 있다면 다름 아닌 치수다. 아무리 디자인이 멋진 옷이라도 치수가 맞지 않으면 그 옷을 정확하게 표현할 수 없다. 몸보다 크거나 작은 치수를 선택하면, 그것보다 어설퍼 보이는 것도 없다. 또한, 스타일에서 중요한 것이 자세이다. 스타일은 좋은데 자세가 구부정하거나 어눌하게 걸으면 정말로 마이너스 50점이다. 허리를 곧게 세우고 11자로 자신 있게 걸어 보자. 어깨와 허리를 꼿꼿이 펴고 아랫배는 넣고 엉덩이에 힘을 준다. 턱은 밑으로 조금 당긴다. 상체는 정면을 바라보고, 다리 보폭은 넓게 한다. 자세와 걸음걸이는 스타일에 아주 중요하다. 자세와 걸음걸이는 곧 자신감이자 스타일의 표현이다.

스타일에 정답은 없다. 사람이 사랑하고 있을 때나 멋지게 인생을 살고 있을 때나 슬플 때나 그 모두가 스타일에 반영된다. 굳이 값비싼 명품만이 답이 아니다. 스타일은 자신의 상상이고 즐거움이다. 자신에게 맞는 스타일과 잘 고른 패션 아이템으로 꾸미면 더 빛나 보인다. 스타일이 좋으면 10년은 더 어려 보이기도 한다. 아울러 매력적이고 호감 가는 인상을 준다. 스타일에서 가장 중요한 건 뭐? 자신감이다!

# 06

# 자연이 선사한 무지갯빛 식단을 섭취한다

'부부가 아침부터 싸움을 벌이면 그 전날 뭘 먹었는지 따져봐야 한다.'는 일본인들의 농담이 있다. 그만큼 우리가 먹고 있는 것이 우리의 몸과 마음을 지배한다. 미국의 일부 심리학자들은 설탕, 육류, 커피 섭취량만 줄여도 공격성이 50%는 줄어들 거라 주장한다. 채소가 빠진 육류와 밀가루 식단은 시한폭탄과 같다. 바쁜 현대인들의 아침 식단에는 손이 많이 가는 신선한 채소가 일찌감치 사라져 버렸다. 대신 완제품으로 나온 햄과 치즈로 만든 샌드위치, 우유, 커피가 아침 식단을 지배하고 있다. 조금 더 시간적 여유가 있다면 과일과 요구르트, 견과류 정도이다. 이처럼 무지갯빛 식단이 아니라, 밀가루와 육류가 점령한 식단은 분명 엄청난 재앙이 될 것이다.

정제된 밀가루와 동물 단백질의 1일 요구량을 초과해서 섭취하면 대장에서 어떤 일들이 일어날까? 소화되지 않은 단백질과 밀가루는 대장 벽에 끈적끈적한 상태로 달라붙는다. 소화될 때 채소나 과일 등 섬유질이 있어야 엉기성기 공간이 생겨서 대장 내에서 빨리 배출된다. 만일 고기를 적당량의 생채소와 함께 먹지 않는다면 소화가 불완전하게 이루어진다. 쉽게 말해 소화되지 못한 채 대장에서 썩게 되어 변비가 생긴다. 젖산, 수산, 요산에 의한 신체 독소는 화를 일으킨다. 헛배가 부르고 변비나 가스, 치아 착색, 노르스름한 혀, 피부의 주근깨 등은 건강하지 않은 대장의 외부적 징후이다. 독소가 대장에서 다시 흡수되어 혈액 내로 들어가면 혈액 오염을 일으킨다. 오염된 독소가 혈액을 타고 전신을 돌면서 여러 질환을 일으킨다. 혈액 오염의 정도를 체감할 수 있는 증상이 있다. 예를 들면 알레르기, 습진, 아토피, 습진, 몸의 낭포나 결석, 두통, 관절통, 비만, 세포의 변성, 암 등이다. 동양의학에서는 혈액 오염을 모든 질병의 원인으로 보고 있다.

대장에는 500여 종류의 박테리아가 산다. 장내 세균총이라 해서 우리 몸에 유해균과 유익균이 공존한다. 우리가 먹는 음식이나 몸 상태에 따라 유해균이 우세할 수도 있고 유익균이 우세할 수도 있다. 우리가 물과 섬유질이 풍부한 채소, 유산균 등을 충분히 먹으면 장내 세균총에 유익균이 우세해진다. 하지만 채소는 적게 먹고, 밀가루나 육류를 많이 섭취하면 장내 유해균이 증가하며, 혈액 내 오염이 심해진다. 또 다른 혈액 내 오염의 원인은 주로 과식이나 과음, 운동 부족, 스트레스, 몸의 냉기 등을 들 수 있다.

가끔 변비로 고생하다가 원인 모를 피부 문제나, 없던 피부 알레르기 반응이 나타나면 '아, 요즘 내가 춥다고 운동은 안 하고 밀가루 음식이나 고기를 너무 많이 먹지 않았나.' 하고 일주일 동안 주로 먹었던 식단을 뒤돌아본다. 원인 없는 결과는 없다고 '혹시나'가 '역시나'다. 이럴 때, 즉 내 몸에 독소 레벨이 올라가고 있구나 하고 느낄 때 내가 하는 독소 제거법이 있다.

안토시아닌(anthocyanin)이 풍부한 천연식품을 다양하게 챙겨 먹는다. 아로니아, 크랜베리, 자두, 복분자, 자색고구마, 오디 등이 안토시아닌 함량이 높은 편에 속하는 식품이다. 건조하지 않은 상태에서 중량 100g당 아로니아 1,480mg, 크랜베리는 4,009mg, 자두는 1,318mg, 복분자는 1,306mg으로 비교적 높은 식품들이다. 채소나 과일에 들어 있는 피토케미컬(phytochemical: 천연 생체 활성 화합물질)은 사람의 몸에 들어가면 노화를 막는 항산화 역할을 한다. 특히 보라색, 검은색 등 짙은 색을 띠는 컬러푸드에는 안토시아닌 색소가 풍부하다. 동양의학에서 신장은 젊음의 척도로 보는 장기이다. 신허 즉 신장 기능이 떨어짐에 따라 정(精)이라는 생명 물질이 감소하면서 노화가 진행된다. 생명 물질이 감소하면 호르몬, 진액 등 활성 물질이 저하된다. 신장의 기운을 보충해 주는 음식이 바로 '블랙푸드'이다. 간 손상을 막고 혈압을 낮추며 시력을 개선한다. 강력한 항염증과 항균 작용, 항암 작용 등 노화 방지에 효과가 있는 것이 알려져 있다. 그 밖에도 항산화 폴리페놀이 함유된 녹차나 우롱차를 꾸준히 마시라고 권한다.

노랑, 주황을 띠는 카로티노이드(carotinoid)가 함유된 식품을 섭취한다. 카로티노이드가 풍부한 식품으로는 연어, 복숭아, 망고, 당근, 고구마, 시금치 등이 있다. 개별 카로티노이드는 특정 조직에 집중되어 특정한 보호 효과를 낸다. 케일, 완두콩, 시금치, 로메인 상추에서 발견되는 루테인은 인간의 망막에서 발견되는 카로티노이드의 주요 성분이다. 루테인은 황반변성이 발생할 위험을 줄인다. 황반변성은 망막에 나타나는 노환으로, 노년에 시력을 잃게 되는 가장 흔한 원인이다. 요즘 항상 책상에서 컴퓨터 작업을 많이 하는 정신노동자들에게 꼭 필요한 성분이기도 하다.

숙성한 토마토가 붉은빛을 내는 리코펜은 전립선을 악성종양으로부터 보호하는 물질로 잘 알려져 있다. 카로티노이드는 날로 먹는 것보다 조리해 먹는 채소를 통해 인체에 더 많이 흡수된다. 그러므로 올리브기름을 넣어 익혀 먹는 것이 흡수율을 높이는 방법이다.

"젊음과 건강을 유지하려면 대장을 사랑하라." 이런 말을 하면 무슨 뚱딴지같은 소리냐고 할지 모른다. 대장은 단순히 배설기관이 아니라 인체의 면역기관이다. 대장이 깨끗해야 건강과 젊음 두 마리 토끼를 다 잡을 수 있다. 대장 내 장내 세균총의 유익균을 늘려 면역력을 높여야 한다. 대장의 면역력을 높이려면 우리가 먹는 동물 단백질과 밀가루를 좀 줄여야 한다. 대신 무공해 태양을 가득 받은 오색찬란한 식품을 식단에 가득 채워야 한다. 우리가 먹은 식물들이 섬유질을 공급하고 자연의 천연물질인 피토케미컬이 혈액 내 독소를 제거한다. 혈액 내 오염을 정화하고 항산화 물질을 채워 건강과 젊음을 유지해야 한다.

# 07

# 즐겁게 사는 사람은
# 젊고 건강하다

즐겁게 사는 사람은 젊고 건강하다. 즐겁게 사는 삶의 목적은 행복해지는 것이다. 하버드대에서 매년 가장 인기 있는 강의가 무엇인지 아는가? '하버드대' 하면 《하버드대학의 공부벌레들》이란 책이 생각나면서 '법학'이나 '경제학'이 아닐까 생각했는데 내 예상은 완전히 빗나갔다. '행복학'이 가장 인기 있는 강좌라고 한다. 사람들은 '성공하고 돈을 벌면 행복이 찾아오겠지' 생각한다. 하지만 그 순서가 아니라고 한다. 우선 행복감을 느껴야 성공하고 돈이 찾아온다고 한다. 우리가 사회관습이나 교육을 통해 잘못된 생각을 해 온 것이다.

사람들은 순간순간 행복해지기 위해 노력을 하지만 정작 자신이 행복하다고 느끼는 사람은 그리 많지 않다. 행복해지기 위해 무언가를 찾는다며 끊임없이 길을 나서는 사람도 있다. 아니면, 그 해답을 책에서 찾을 수도 있다. 그렇다면 행복의 기준은 무엇일까?

2004년 서점가를 강타한 프랑수아 를로르 씨의 《꾸뻬 씨의 행복 여행》이란 책을 보고 엄마와 함께 영화도 봤던 기억이 있다. 꾸뻬 씨는 "행복은 살아있음을 온전히 느끼는 것"이라고 했다. 이 말은 자신을 둘러싼 환경 즉 부나 명예, 건강 등 좋건 나쁘건 그것이 중요한 것이 아니라 자신이 세상을 보는 방식에 따라 행복을 느끼는 정도가 다르다는 것이다. 하긴 한국과 프랑스의 사회적 여건은 많이 다를 것이다. 1년 근로시간을 비교했을 때 한국이 프랑스보다 25% 이상 많다고 하니, 삶의 사회적 환경이 프랑스보다 한국이 열악한 건 사실이다. 철학자 중 에피쿠로스는 "축제와 파티가 없는 삶이란, 숙소가 없는 여행길과 같다."고 했다. 이 말은 한국인에게는 생소하게 들릴지 모르지만, 프랑스인들은 격하게 공감할 것이다. 꾸뻬 씨는 사랑하는 사람들과 함께 있고, 다른 사람들과 좋은 관계를 맺으며, 자신을 다른 사람들에게 필요한 사람이라고 생각할 때 행복할 수 있다고 한다. 이 말에 나도 격하게 공감한다. '즐겁게 사는 사람들이 행복하다.' 행복의 기준은 다양하겠지만 내가 생각하는 행복의 기준은 이렇다.

　나의 행복의 기준은 '원하는 곳에서, 원하는 사람들과 원하는 일을 하며, 자유와 건강을 누리는 삶'이다. 이처럼 남과 비교하는 것이 아니라 나만의 기준이 있어야 한다. 또한, 자신의 내면을 들여다보고 자신의 내면과 절친이 되어야 한다. 일명 '마음 챙김'이다. 아침에 일어나서 거울을 보며 자신에게 '오늘은 기분이나 건강은 좀 어떠니?'라고 물어보는 것이다. 이렇게 자신의 마음을 챙기는 연습부터 시작해야 한다. 이것이 처음에는 좀 어색할 수도 있을 것이다. 타인에게 관심과 사랑을 가지고 물어보고 공감해 주고 이해해 주려고 노력하면서 정작 자신에게는 무관심하다. 자신이 정해 놓은 기준에 부합하지 못한다며 자신을 비하하거나 스스로 의기소침해질 필요는 없다. 좀 부족하고 자기 목표에 부합되지 않더라도 남들에게 하듯이 자기 자신에게 해야 한다. 자신을 있는 그대로 받아들이고 이해해 주고 지지하고 위로해 주어야 한다. 누구보다도 자신의 내면의 절친이 되어 주어야 한다. 자존감이 높은 사람은 우울증이나 불안감에 시달리지 않고 나아가 행복한 마음을 유지할 수 있다. 자존감이 높은 사람은 자신에 대한 만족도가 높아서 남과 비교하는 어리석은 생각을 하지 않는다.

건강은 챙기는 것이다. 진부한 얘기 같지만, 심신이 건강해야 행복하다. 한 연구에 의하면 행복한 사람은 스스로가 불행하다고 답한 사람들보다 수명이 14%나 더 긴 것으로 나타났다. 즉 행복한 사람이 불행한 사람보다 7년에서 10년 더 오래 산다는 것이다. 게다가 행복한 사람은 사고를 당하는 빈도도 낮았다. 행복감은 노화 속도에도 영향을 줄 수 있다. 신체나이는 20% 정도만 유전자의 영향을 받고 나머지는 환경적 영향 즉 생활습관, 태도, 주변 환경에 좌우된다. 잘 자고, 충분히 운동하고, 잘 쉬고, 균형 잡힌 식사를 하고, 금연과 금주를 하는 등 생활습관을 잘 유지하는 것이 중요하다. 그런데 여기에 더 중요한 변수가 있으니 노화를 받아들이는 태도 즉 자신의 생체나이를 얼마로 세팅하느냐 하는 것이다. 내 생체나이를 어떻게 세팅하느냐에 대해서는 주변 사람들 즉 가족, 친구, 직장동료 등과 좋은 관계를 유지하는 것이 큰 영향을 미친다. 어느 연구 결과에 의하면 달력나이보다 생체나이를 20세까지 늦출 수 있다는 보고도 있다.

원하는 일을 하고 경제적 자유를 얻는 것이다. 자본주의 사회에서 경제적 자립은 매우 중요하다. 회사가 크건 작건 리더는 회사 내에서 가장 큰 권력과 동시에 자유를 가지고 있다. 물론 권력과 자유의 무게만큼 책임을 져야 하는 것이 사실이다. 하지만 스탠포드 대학의 한 연구에서 개인의 권력이 클수록 자유와 행복감이 높다는 결과가 있었다. 가정 내에서 혹은 부부간에도 보이지 않는 권력이 존재한다. 그래서 신혼 초기 부부간의 치열한 권력 다툼이 시작된다. 권력이 경제력과 맞물려 있다는 것이 약자에게 해가 될 수도 있다. 하여간 어디서건 자기의 권력을 스스로 갖추기 위한 노력을 해야 한다. 경제적 자립이 행복의 필수 요건이기 때문이다.

다양한 친구들을 많이 사귀고 유대감을 가지는 것이다. 스포츠 센터에 운동하러 가면 여성들이 운동이 끝나고 휴게실에서 삼삼오오 사교로 그룹을 지어 모인다. 인간은 사회적 동물이라 타인과 어울리고 어딘가에 소속되어 있는 것이 마음 건강뿐 아니라 몸 건강에도 중요하다. 친구가 많고 모임이 많은 사람은 사실 외롭거나 지루할 틈이 없다. 그래서 남편이나 아이가 친구를 만난다고 하면 두 팔 벌려 찬성이다. 친구들이 주는 행복감은 그 어느 것으로도 환산할 수 없다. 친구도 없고 어울리는 사람이 없어서 외롭고 고독하다면 심신이 위축될 수 있다. 외롭고 사회관계가 없는 사람은 부정맥, 심부전 등 질병에 걸릴 확률도 높고, 스트레스 호르몬 농도가 더 높은 것으로 나타났다. 어딘가 소속되어 있으면 책임감도 느끼고 자신의 건강에도 신경을 쓰게 된다. 사람들과 사회적 관계를 맺는 네트워크를 유지하고 있을 때 유쾌하고 긍정적인 감정이 전염된다. 또 타인의 기쁨과 슬픔에 동참하고 공감과 이해를 하는 것이 서로에게 유익하다. 공감하고 연대감을 느낄 때 체내에서 마약 같은 엔도르핀이 분비된다고 한다.

낙천적이고 즐거운 태도도 사는 것이 중요하다. 매년 새해가 되면 휴가 계획이나 여행 계획을 세우는 일이 매우 즐겁다. 삶의 이벤트인 휴가나 여행을 학수고대한다. 하지만 인생은 매 순간 즐거운 이벤트만 있는 건 아니다. 때론 하기 싫은 일도 있고 보기 싫은 사람도 있다. 그런데도 기본적으로 낙천적이고 긍정적인 태도도 인생을 바라보는 것이 중요하다. 긍정적인 사람들은 스트레스를 덜 받고 신체적으로도 긴장이 이완된 상태에서 살아간다.

주변에 사랑하는 사람과 가족이 있어야 한다. 생후 8개월에 따뜻한 사랑과 보살핌을 받은 아이들은 30년 뒤에도 스트레스와 우울함에 저항력이 있는 것으로 나타났다. 결혼 생활을 하다 보면 부부간에 다툼이 있기 마련이지만, 일상을 지옥으로 만들 정도가 아닌 평범한 다툼은 결혼한 사람들을 질병에서 보호해 주고 수명도 늘려 준다고 한다. 기혼자 중에서 자녀가 있는 사람이 없는 사람보다 더 좋았다. 결혼 생활에 행복한 사람은 혈압이 더 안정되고 체내 스트레스 호르몬 농도가 더 낮았다. 가족이 건강의 묘약인가 보다.

결국, 즐겁게 사는 사람이 젊고 건강하다. 즐거운 사람들은 행복을 목표로 자신의 내면의 소리에 귀 기울이며 살아간다. 이들은 남과 비교하며 살지 않는 자존감 높은 사람들이다. 아울러 건강하고, 사랑하는 사람과 가족 및 주변 사람들과 사회적 네트워크를 유지한다. 자기가 좋아하는 일을 하며 그 일로 경제적 자유까지 획득한 이들은 삶 자체가 즐거움이고 행복이다. 그러니 매사 긍정적일 수밖에 없으며 이런 삶의 태도가 주변 사람들에게까지 긍정적인 영향을 미친다. 오늘도 이들은 동안을 유지한 채 축제 같은 삶을 산다.

# 08

# 인생을 풍요롭게 만드는
# 취미가 있다

혹 누가 "취미가 뭐예요?" 물어보면 잠시 망설이게 된다. 없어서가 아니라 너무 많아서 뭐라고 대답할까 잠시 생각해 보느라 그런 것이다. 골프, 헬스, 스키, 수영, 아쿠아로빅, 요가, 필라테스, 벨리댄스, 공연 관람, 미술관 투어, 독서, 음악, 여행….

직장인들은 매일 반복되는 일상 속에 파묻혀 살다 보면 정말 어느덧 일 속에 파묻혀 있기 마련이다. 나는 한동안 일과 결혼이라도 한 듯 일에 미쳐 산 적이 있다. 어디 나뿐이랴, 주변에 정말 전투적으로 일만 하고 사는 사람이 많다. 요즘은 워라밸(Work and Life Balance)을 중시하여 직장인들이 동호회를 통해 다양한 취미 생활을 즐긴다. 집에서 조용히 혼자 즐기는 취미부터 밖에서 여러 사람과 함께 즐기는 액티브한 취미까지 정말 다양하다. 자기의 취향대로 선택하기만 하면 된다. 우선 취미를 갖고 여러 사람과 즐기고 싶다면 동호회 가입을 추천한다. 온라인 카페와 연계된 오프라인 모임도 다양하다. 공통된 취미 생활을 하는 사람들과 교류도 하고 인맥까지 쌓을 수 있으니 일거양득이다.

여름에는 집 앞에 한강공원이 있어 가끔 산책하러 나간다. 잠시 걸으면 운동도 되고 한강 야경도 보고 여유로운 시간이다. 밤에 한강에서 자전거 동호회 사람들이 같은 유니폼을 차려입고 시원한 강바람을 가르며 단체로 타는 걸 가끔 본다. 그런데 한강공원 벤치에 안전모를 벗고 앉아 있는 모습을 보니 웬걸 머리가 희끗희끗한 연세가 지긋하신 할머니, 할아버지도 계셨다. 복장을 다 갖추어 입어서 연세가 많은 줄 몰랐는데 정말 젊게 사시는 것 같다. 그 자전거 동호회 연령층을 보니 앳된 20대부터 70대까지 정말 다양하다. 연세 드신 분이 멋있게 자전거를 타는 걸 보니 '나도 당장 저 동호회 가입하고 싶다.'란 생각이 잠시 스쳤다.

난 대학 때 특별히 운동신경은 없어서 별생각 없이 사진 동아리에 가입했다. 막상 해 보니 너무 잘 들었다는 생각이 시간이 지날수록 들었다. 그 당시는 흑백 수동카메라로 작동법과 현상 인화하는 법까지 암실에서 배웠다. 그리고 주말에는 '사진 출사'라고 사진을 찍으러 다녔다. 정말 인생에서 가장 선택을 잘한 일 중 하나다. 운동신경은 없어도 여행을 좋아하고 활동적인 내 성격에 잘 맞는 취미였다. 사진을 찍으러 다니고 전시회도 보러 다녔다. 특히 암실에서 현상과 인화까지 하는 작업이 너무 좋았다. 동굴 같은 컴컴한 암실에 들어서면 현상 인화액 냄새가 마냥 좋았다. 그곳은 내 아지트였다. 4학년 때 동아리 사진부장이라 교류학교 축제 때 우리 사진도 출품하고 다른 학교 사진부와 교류도 했었다. 기억에 가장 남는 건 4학년 여름방학 때 다른 학교와 조인해서 지리산 사진 출사를 간 일이다. 그 당시 배낭에다 사진 장비까지 짐이 너무 많았다. 생전 등산과 담 쌓고 살던 내가 사진 장비까지 배낭에 메고 지리산을 갔으니 우리 팀은 제일 뒤로 처질 수밖에 없었다. 그래도 우리가 불쌍해 보였는지 배낭을 대신 메 주고 끌어 주는 남학생이 있어서 다행이었다. '그 멋진 학생은 지금 어디서 뭘 하나 모르겠네.' 살짝 궁금하기는 하다.

병원 수술실에서 근무할 때 정말 일에만 몰두했다. 머릿속에 일 생각뿐이었다. 내일 나의 일정표에 잡혀 있는 수술이 어떤 수술인지 보고 수술 과정을 공부하고 순서를 외웠다. 관련된 해부학, 생리학 책을 찾아서 펼쳐 보고 내일의 수술을 완벽하게 머릿속으로 혼자 재연해 봤다. 그러니 퇴근하면 별다른 취미가 없었다. 사실 바쁘기도 하고 긴 수술이 잡히면 끝날 때까지 서서 수술을 하는 것이 체력적으로 힘들었다. 별다른 취미 생활을 할 만한 시간적 여유도, 체력도 턱없이 부족했다. 일단 체력을 길러야 삶의 의욕도 생기고 하고 싶은 일을 해낼 수 있을 거란 생각에 헬스를 시작했다. 그때는 키 173센티에 체중이 50킬로도 되지 않았다. 그래서 시작한 운동이 헬스였다. 취미라기보다는 체력을 키우기 위한 생존 전략이었다. 그 이후에 취미가 다양해졌다. 헬스를 시작으로 좀 따분하다 싶어 새벽 수영을 다녔다. 한 2년간 새벽에 나가서 수영을 배웠다. 그때는 열정도 좀 있었고 체력이 좋아지니 여러 가지 다른 운동으로 시선을 돌렸다. 해서 아쿠아로빅, 에어로빅, 스키, 벨리댄스 등 다양한 운동을 섭렵했다.

대학원 공부가 끝나고 좀 여유가 생겨 주변 사람들의 권유로 골프를 배웠다. 체력이 예전보다 좋아지니 이젠 무슨 운동을 하더라도 자신감이 좀 생겼다. 그래서 골프도 좀 만만하게 보고 교습을 받고 연습을 하러 다녔다. 그런데 막상 골프를 해 보니 단기간에 빨리 향상되는 것도 아니고 변수가 많았다. 노력한 만큼 실력이 빨리 향상되는 게 아니었다. 실제 필드에 나가 보니 심리 게임이라는 게 무슨 말인지 이해가 됐다. 예전에 친한 직장동료가 필드에 나갔다 오면 전날 골프가 잘되었으면 싱글벙글한 얼굴을 하고, 전날 골프가 잘 안 되었으면 게임비를 잃었다며 시무룩한 채로 다니곤 했다. 항상 월요일 아침에 동료 얼굴을 보면 전날 골프가 어땠는지 추측할 수가 있었다. 친구 중에 여러 명이 함께 골프를 시작했는데 여자들은 근력이 떨어지고 체력이 받쳐 주질 않아 점차 한 명씩 허리가 아프니, 등이 아프니 하면서 골프를 그만두었다.

사실 골프를 처음 배울 때 점수는 좋지 않아도, 일주일에 한 번 야외에 나가서 잔디를 밟으며 햇볕을 쬐며 걷는 것이 너무 기분 좋았다. 심지어는 주말에 골프 약속이 안 잡히면 가족들보고 스크린이라도 치자고 하든가 아니면 골프 멤버들과 파3이라도 가곤 했다. 그래서 골프를 잘 치지는 못하지만 누가 함께 치러 가자고 하면 항상 좋았다. 그래서 여름방학이 되면 항상 국내나 해외에 골프 연수를 신청해서 가곤 했다.

언제부턴가 자주 보는 사람들이 함께 운동하는 사람들이다. 항상 주말마다 필드 나가서 봄부터 가을까지 함께 운동했다. 수다 떨고 깔깔대고 웃고 맛집 가서 맛있는 거 먹고 들어오면 주중에 쌓였던 스트레스가 다 풀렸다. 취미 생활이 활력소가 되고 삶의 만족감을 높여 줬다. 집에서도 남편과 함께 골프방송 보고 각자 좋아하는 선수를 응원한다. 요즘 나는 박성현과 전인지 선수를 응원한다. 오죽 좋아하면 버킷리스트에 두 선수와 함께 라운딩하기가 들어 있다. 봄부터 야외에서 태양광선을 받으니 피부가 손상되는 건 사실이다. 아무리 선크림을 듬뿍 발라도 태양 자외선에 노출이 되어 피부에 안 좋은 건 사실이다. 그래서 어떤 여성들은 피부 손상 때문에 골프를 포기하는 사람도 있다. 골프냐 피부냐, 둘 다 가질 수는 없다. 한 가지를 선택해야 한다. 난 골프가 주는 즐거움을 선택했다. 그런데 올해 딸이 나를 물끄러미 보더니 말했다. "엄마 골프 시작한 이후로 피부가 상해서 그런지 갑자기 피부에 주름이 생겼어." "잉! 뭐라고? 안티에이징 공부하는 사람이 골프 때문에 얼굴이 상하면 어쩌지…. 음 난 몰라…."

운동 말고 또 좋아하는 취미가 있다. 각종 공연을 보러 다니는 것이다. 사실 20대부터 가수 콘서트, 뮤지컬, 연극, 미술관 등을 자주 다녔다. 딸은 아직 어리지만, 음악을 좋아해서 재즈페스티벌도 함께 다닌다. 난 뮤지컬 배우 옥주현과 바다 팬이고, 딸은 방탄소년단 팬이다. 최근 친구 중 한 명이 오토바이에 빠졌다. 할리 데이비드슨이라나. 뭐 오토바이 동호회에 가입도 하고 전문학원에 등록해서 열심히 교습도 받는단다. 여성스럽게 요리가 취미인 친구가 오토바이라니…. 친구들이 뜯어 말렸다. 속도도 빠르고 사고 위험도 크다고…. 기타 등등 여러 가지 이유로 아무리 말려도 소용이 없다. 그래도 친구가 새로운 취미 생활에 빠져 행복해하는 모습은 보기 좋다.

주변에 유난히 동안이고 행복해하는 사람들을 보면 저마다 푹 빠져 있는 취미가 있다. 취미 생활을 하는 동안 행복하고 유쾌한 호르몬이 분비된다. 또한, 같은 취미를 가진 사람들과 함께 모여 네트워크를 형성하는 건 심리적으로도 안정감을 준다. 나도 비록 자외선에 피부가 손상될지언정 내면에서 행복감과 만족감이 넘친다. 취미에 빠진 사람들의 얼굴이 빛나는 이유가 아닐까 생각된다.

# 09

# 독서는 몸과 마음을
# 젊게 힐링한다

"책은 가장 쉽게 다가갈 수 있고, 가장 현명한 상담자이며, 가장 인내심 있는 교사이다."라고 엘리엇은 말했다. 난 어릴 때부터 책을 좋아했다. 그건 아버지의 영향일 것이다. 아버지는 항상 책을 가까이하는 선비 같은 분이다. 지금도 70대이지만 늘 책을 가까이하고 늦은 나이에 대학에 또 진학하셔서 끊임없이 공부하신다.

그래서인가, 나는 인생을 살면서 책에 파묻혀 살았다. 지금도 우리 집은 온통 책이 빼곡하다. 책이 좋아서 책이 많은 공간 즉 도서관이나 서점을 자주 간다. 인간관계에 문제가 생겼는데 누군가에게 속 시원하게 터놓고 얘기할 수 없을 때 그 해답을 찾기 위해 책을 펼쳤다.

책을 보면 책 속에 유난히 끌리는 인물이 있다. 그 인물이 겪는 심리 상태에 동일시하게 되고 문제를 해결해 가는 과정을 따라간다. 그 인물이 안고 있는 좌절을 함께 가슴 아파하거나 때론 함께 울어 주기도 한다. 그러다 보면 감정의 카타르시스, 즉 마음이 정화됨을 느낀다. 왜 여자들은 힘든 일이 있을 때 혼자 펑펑 눈물을 쏟고 나면 희한하게도 속 시원해지고 막혔던 감정의 통로가 펑 뚫린 기분을 경험할 때가 있다. 책을 읽다 보면 마음속에 응어리진 부정적이고 아픈 감정이 배출된다. 그리고 그 인물로부터 심리적 위로와 공감을 받기도 하고, 그 인물에게 위로의 말을 건네기도 한다. 책은 아픈 감정을 쏟아 낼 수 있는 훌륭한 치유의 매개체가 된다. 마치 우리가 음식을 잘못 먹고 배탈이 났을 때 가장 좋고 빠른 치료는 내 몸에 맞지 않는 음식물을 내 몸 밖으로 빨리 배출해서 내보내는 일인 것처럼 말이다. 책을 보면서 성찰하고 나에게 적용한다. 그날 밤 그 인물이 겪었던 일들을 생각하며 일기를 쓴다든지 글을 적어 본다. 제삼자가 되어 그 인물이 나아가야 할 방향을 제시해 보기도 한다. 내가 그 인물이 되었다가 치료자가 되기도 하는 것이다. 어느새 내 마음이 치유되어 가고 있다. 유난히 끌렸던 인물이 있었다면 아마도 그가 나 자신과 많이 닮아 있어서 더욱 끌렸을 것이다. 사람은 나와 비슷한 점이 많은 사람을 보면 더 편안하고 쉽게 다가서게 된다. 그래서 친구도, 연인도 비슷한 사람에게 끌리게 마련이다.

작년에 유시민의 저서 《어떻게 살 것인가?》는 새로운 각오로 좀 잘 살아 볼까 하고 고른 책이었는데, 20대 유시민이 독재 정권 때 겪었던 경험을 보면서 눈물을 흘렸던 기억이 있다. 그리고 유시민 작가가 더욱 좋아졌다. 물론 요즘 TV 프로그램에서 더욱 자주 보아서 팬으로서 응원하고 있다. 몇 년 전부터 서점에서 '힐링'이란 주제 혹은 키워드에 사람들이 열광이었다. 그때 나도 힘든 개인적인 일과 학업을 마치고 막연히 '힐링이 필요해'라고 외치며 힐링이라는 주제의 책을 선택해서 한동안 읽었던 기억이 난다. 그때 읽었던 책 중 하나가 혜민 스님의 《멈추면 비로소 보이는 것들》이었다. 너무 경쟁적이고 치열했던 당시의 일상에서 잠시 여유를 가지는 데 도움이 되었다. 이처럼 책은 우리에게 힐링이 된다. 책을 보는 와중에 마음이 치유되는 것이다. 어찌 보면 심리 상담이 필요한 사람에게는 책이 도움이 많이 될 수 있다.

'독서의 신'이라 불렸던 헤세는 "한 권 한 권 읽어 나가면서 기쁨이나 위로 혹은 마음의 평안이나 힘을 얻지 못한다면 문학사를 줄줄이 꿴들 무슨 소용인가? 아무 생각 없이 산만한 정신으로 책을 읽는 건 눈을 감은 채 아름다운 풍경 속을 거니는 것과 다를 바 없다."라고 했다. 우리가 힘들 때 책을 읽는 건 그 속에서 위로와 공감을 얻고, 내면을 치유하기 위함이다. 헤세는 '독서의 신'이라고 해도 과언이 아닐 정도도 다독가였다. 중국과 인도의 소설이나 신화, 동화뿐 아니라 철학서도 빠뜨리지 않았다. 동서양을 넘나드는 독서는 그의 작품을 동서양을 아우르는 세계적인 문학작품으로 만들어 주었다.

루스벨트 대통령이 4선 대통령이 될 수 있도록 내조한 퍼스트레이디 엘리너가 있다. 그는 남편을 위로하고 후원했다. 남편을 대신해 연설도 마다하지 않는 그녀의 언변과 당당함의 배경에는 독서가 있었다. 엘리너는《세상을 끌어안아라》라는 자전적 수필에서 "배움을 멈추는 순간 삶도 멈춘다."라고 말한다. 그리고 배움의 열정으로 이끄는 것은 다름 아닌 호기심과 모험심이라고 강조한다. 엘리너가 불행했던 어린 시절을 딛고 퍼스트레이디에 오른 것은 바로 이런 배움의 열정이 있었기에 가능했다. 호기심과 지칠 줄 모르는 모험심이 있는 사람은 항상 생기 넘치고 활기차다. 그리고 늙지 않는다.

나는 책을 좋아하는 독서광이다. 책을 한번 잡으면 시간 가는 줄을 모른다. 다양한 책을 보다가 대체의학을 공부하게 되었다. 공부가 좋아서 하다 보니 석·박사까지 하게 되었다. 박사논문 한 편을 쓰려면 책은 500권, 논문은 1000편 정도는 봐야 한다. 이게 기본이다. 석·박사를 하면서 도서는 전공과 관련된 건강도서뿐 아니라 심리, 사회, 경제, 철학 분야까지 다양하게 봤다. 내가 구매한 책도 어마어마하지만, 학교 도서관과 국회도서관을 안방 드나들듯이 다녔다.

비틀스는 10년간 1만 시간 동안 무명으로 음악을 연습하여 세계적인 음악가가 되었다. '1만 시간의 법칙'이란 하루 3시간씩 꾸준히 한 분야를 10년 동안 연구하면 그 분야의 대가가 된다는 이론이다. 나는 간호 현장에서 수년간 근무하고, 대체의학 연구를 10년간 1만 시간을 하고 나니 책을 내서 내가 아는 것을 사람들과 조금이라도 나누고 싶었다. 현재 블로그 〈한국 안티에이징 연구소〉 및 SNS에 정보를 올리고 사람들과 소통하며 조언도 해 주고 있다. 조언이 필요하면 핸드폰 010-5218-4313으로 연락하면 조금이나마 도움을 주고 싶다. 현대의학과 대체의학 각각의 장점을 활용하여 실생활에서 건강에 적용할 수 있다.

워런 버핏은 미국의 유명한 투자가이다. 버핏은 어릴 때부터 경제 관련 책을 읽고 어린 나이에 투자를 시작하여 미국의 손꼽히는 거부가 되었다. 버핏은 그냥 부모님으로부터 재산을 물려받은 것이 아니라, 이처럼 책으로 지독하게 공부해서 위대한 투자가가 되었다. 한 분야의 전문가가 되려면 최소한 남보다 그 분야에 대해 5배 이상의 책을 읽어야만 한다. 당신이 어느 한 분야의 전문가인지는 남보다 그 분야의 책을 최소 5배 정도 읽고 있는지 살펴보면 알 수 있는 것이다.

독서를 많이 하는 사람들에게는 공통적인 특징이 있다. 바로 명확한 꿈과 목표이다. 부모님이나 선생님이 꿈을 심어 주는 데는 한계가 있다. 그 답은 자신이 보는 책 속에 있다. 책을 읽다 보면 새로운 뭔가를 배우고 싶은 학구열이 생기고, 구체적인 꿈과 목표가 생긴다. 난 적어도 그랬다. 책 속에서 명확한 꿈과 비전을 갖게 되었다. 비전을 행동으로 옮길 수 있는 실행력과 의지와 원동력도 책으로부터 받았다. 사람은 꿈과 희망이 없고 더 성장하지 않을 때 늙는다고 한다. 하지만 달력나이와 상관없이 목표와 비전이 있는 사람은 성장하기를 멈추지 않는다. 여전히 반짝이는 호기심과 모험심으로 세상을 바라본다.

독서는 상처 입은 사람들의 마음을 어루만져 주는 치유제이다. 한 분야의 전문가가 되고자 하는 사람은 책에서 그 해답을 찾을 수 있다. 책과 친구처럼 친하다면 말이다. 독서광들은 책에서 지적 호기심을 채우고, 책 속으로 모험을 떠난다. 책을 통해 배우고 성장하고 이상을 좇는 사람들에게 독서는 힐링이고 젊음의 샘이다.

# 10

## 자신의 성장을 위해
## 자기계발을 한다

    최근 직장인들 사이에 자기계발 광풍이 분다. 사회가 불안해지고 정년의 개념이 사라졌다. 평생직장이나 평생직업이라는 개념은 더 이상 유효하지 않다. 언제 해고될지 몰라 불안해하거나 현 직장이 맞지 않아 이직하기 위해 직장 일과 공부를 병행하는 샐러던트도 많다. 모 대학원의 학생들의 70~80%가 직장인들이다. 직장인들이 자기계발을 하는 이유는 다양하다. '직장의 앞날이 불안해서', '새로운 직종으로 이직하기 위해서', '은퇴 후 2막 인생을 시작하기 위해서' 등등.

    그렇지 않아도 바쁘고 피곤한 직장인들이 자기계발을 위해 퇴근 후 또다시 공부하러 간다. 마치 학생들이 학교 공부를 하고도 불안해서 저녁에 다시 학원으로 향하듯이. 아마도 아직 자기의 천직을 찾지 못한 것이 분명하다. 천직을 찾을 때까지는 현재의 직장은 아르바이트와 다르지 않다.

    나는 그 심정을 누구보다 잘 안다. 나 역시도 자기계발을 쉬지 않고 한 장본인이다. 분야도 다양하다. 영어, 악기, 운동, 요리, 건강, 경제, 독서 등 헤아릴 수 없을 정도이다. 자기계발도 뚜렷한 목적 없이 하다 보면 백화점식 나열처럼 되어 시간과 노력만 허비되고 결국은 허무하다. 정말 자기계발을 하려면 확실한 목표를 가지고 해야지 시간을 허비하지 않는다. 평소 내가 무엇을 추구하는가? 내가 정말 하고 싶은 일이 무엇인가? 어떤 목표와 비전을 가지고 있는지 자신에게 질문하고 답을 찾은 후 그 방향에 맞는 자기계발을 해야 한다.

　나는 지금이 두 번째 직장이다. 첫 번째는 병원에서 근무했고 다시 임용고시를 보고 학교 현장에 있다. 누구는 공무원이면 무슨 고민이 있느냐고 의아해하지만, 어느 조직이나 인간관계의 어려움도 있고 새로운 목표가 생기기도 한다. 살다가 생기는 인생 문제의 해답을 모를 때는 책에서 답을 찾으려고 노력했다. 많은 책을 보았다. 장르를 가리지 않고 건강, 심리, 경제, 예술, 문화, 과학 다양한 책을 보았다. 특히 전공과 관련된 건강 서적을 보다가 해외 대체의학책을 접하고 대학원에 진학해서 석·박사를 했다. 대체의학은 현대의학을 제외한 모든 의학을 말한다. 동양의학(한의학)뿐만 아니라 아로마, 카이로프랙틱, 자연 의학, 요가, 에너지 의학, 기공, 효소, 미용, 재활, 천연허브, 약초, 식품 치료, 면역 등 방대한 분야이다. 이미 서구에서는 선풍적인 주목을 받고 10여 년 전 한국에 들어왔다. 현대의학이 급성이고 수술을 해야 하는 질병에 효과적이라면, 대체의학은 만성적인 질병이나 질병 예방에 효과적이다. 사람의 인체를 정신, 육체, 영적인 부분까지 통합적인 존재로 본다. 나는 대체의학을 적용한 안티에이징에 관심이 많았다. 정말 공부를 하는 동안 공부에 반쯤 미쳤다. 새로운 학문을 배우는 희열이 있었고 스펀지처럼 흡수했다. 운전하고 가는 동안에 경락 경혈을 노랫말 부르듯 외웠다. 주말을 이용해서 부족하다고 생각되는 침구, 아로마, 홍채, 근육 치료, 미용, 효소 등 노력과 비용을 아끼지 않고 배우러 다녔다. 주말에 대학원 의료봉사 활동도 하고 세미나도 빠지지 않고 다녔다.

공부에 미치면 천직이 된다더니, 난 천직을 찾았다. 새로운 비전과 목표를 세웠다. 매일 잠을 줄이고 공부를 했지만, 목표가 분명한 공부를 하니 지치지 않았다. 오히려 얼굴이 빛난다는 표현이 맞을 것이다. 그렇다고 관리를 하거나 충분히 잠을 자지도 못했는데도 말이다. 공부하면서 이유를 알았다. 안티에이징을 공부하고 있는 순간 '젊음'에 집중해 젊음을 내게로 끌어당기고 있었다. 생각하는 그것을 끌어당기게 된다는 비밀이 있었던 것이다. 인간은 에너지 집합체다. 특히 어떤 생각을 하고 있느냐가 중요하다. 언제나 배움에 대한 생각을 놓지 않고 호기심 충만하게 가지고 있으면, 점차 그 마음이 축적된다. 결국, 한계치를 넘어서게 되면 자신에게 필요한 것을 끌어당기게 된다. 수많은 정보 중에 어떤 책이나 강좌 세미나를 선택했다면 그것은 당신이 잠재적으로 바라고 있던 것과 연결고리이다.

생각이 현실이 되는 예를 김상운의 《왓칭》에서 보자. 스웨덴의 생리학자인 살틴은 젊은이들에게 이렇게 말했다.

"앞으로 3주간 아무 운동도 하지 말고 침대에 누워 푹 쉬세요."

이들은 자연히 '난 운동 못해.'라는 생각을 하고 천장만 바라보며 누워 지냈다. 드디어 3주가 지났다. 건강 상태를 확인한 결과 젊은이들은 3주 사이에 20년이나 폭삭 늙었다. 40~50대처럼 주름이 생기고, 근육도 크게 줄었다. 운동을 못한다는 생각이 몸을 운동을 못하는 상태로 전환시키고 기억력도 큰 폭으로 떨어졌다고 한다.

이번에는 그들에게 하루 5분씩 침대에서 내려와 서 있도록 해 보았다. 돌아다니거나 운동을 한 건 아니었다. 그런데 놀랍게도 불과 며칠 만에 노화됐던 몸이 정상으로 되돌아왔다. '서 있는 것도 운동이야.'라고 생각하면 실제도 운동이 되는 것이다.

또 다른 사례로 일란성 쌍둥이 할머니를 들 수 있는데 사고의 차이가 노화를 결정한다는 것을 여실히 보여 준다. 올해 97세인 두 할머니는 똑같은 유전자를 갖고 태어난 일란성 쌍둥이다. 하지만 겉모습부터 다르다. 테소로 할머니는 젊은이처럼 등이 곧고 이도 튼튼하다. 몇 초 뒤에 태어난 동생 할머니는 이미 엉덩이뼈가 부러져 인공 뼈를 이식받았고, 시력도 완전히 상실한 상태다. 대소변도 혼자 보기 힘들고 치매까지 찾아왔다. 둘 다 똑같은 유전자를 물려받고 같은 부모 밑에서 어린 시절을 보냈고 같은 지역에 살고 있는데 왜 이렇게 다를까? 예일대학의 레비 박사팀은 노년기에 접어든 노인들이 자신이 나이 들어가는 것을 어떻게 생각하느냐에 따라 건강 상태가 다르다고 한다. 나이 들어감에 따라 건강이 나빠진다고 생각하면 실제 건강 상태도 당연히 나빠졌다. 또 다른 노인들은 나이 들어도 자신이 건강할 수 있다고 생각하면 실제로 건강한 것으로 나타났다. 20년 뒤 노인들을 추적 조사한 결과였다.

세계적인 대체의학자 초프라 박사는 "어떤 정보를 입력하느냐에 따라 몸은 늙기도 하고 젊어지기도 한다."면서 "젊음과 노화도 선택하는 것이다. 젊음에 관한 정보를 많이 입력하면 젊어지고, 노화에 관한 정보를 많이 입력하면 늙어간다."라고 설명한다.

여러 사례에서 보듯이 사람은 생각하는 것을 끌어당기는 에너지 집합체이다. 이왕 자기계발을 할 거라면 자신을 위해 긍정적인 끌어당김을 할 수 있는 것을 선택하자. 그것이 운동이든, 공부든 책 쓰기든 그 무엇이든 간에 말이다. 자기 천직을 찾고 몰입하는 동안은 행복하고 긍정적인 에너지가 충만할 것이다. 분명 그런 사람은 남들보다 젊은 외모를 유지할 가능성이 크다.

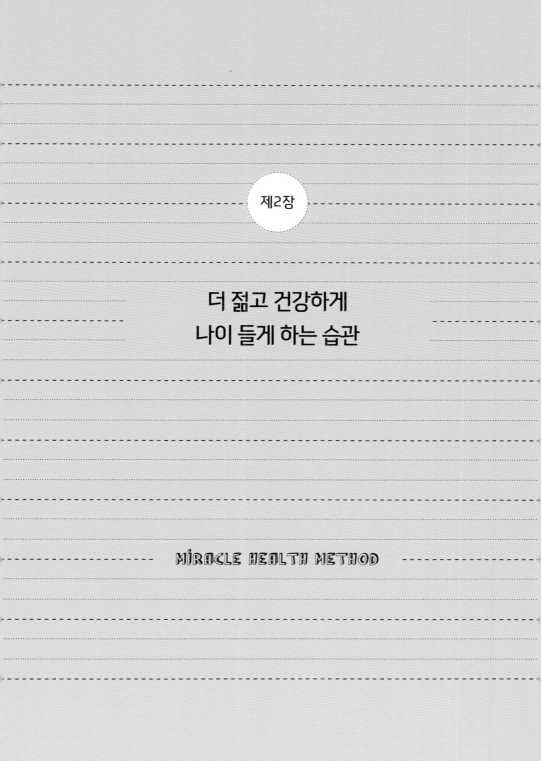

제2장

# 더 젊고 건강하게
# 나이 들게 하는 습관

MIRACLE HEALTH METHOD

# 건강한 식단으로
# 영양 밸런스를 맞추라

"존경받고 싶으면 말을 줄이고 건강해지고 싶으면 음식을 줄여라."라는 속담이 있다. 오늘날 음식 부족보다는 모든 것이 과잉으로 일어나는 문제들이 많다. 이제는 영양소 부족이 아닌 영양소 과잉으로 비만, 고지혈증, 당뇨 등 만성질환이 우리의 생명과 건강을 위협한다. 나도 요즘 너무 잘 먹어서 비만까지는 아니라도 예전보다 체지방량이 꽤 증가했다. 아는 것이 병이라고 혹시 어떤 영양소가 부족하지는 않을까 하고 가족뿐만 아니라 나 자신도 천연식품도 사다 나르고 영양소도 아침저녁으로 온 가족 할당량을 먹여야 좀 안심이 된다. 언제부터인가 과잉보다는 항상 부족을 염려해 왔던 게 사실이다.

우리가 지나치게 과식을 하여 혈액 내에 당분, 지방 등의 영양물질이 증가하면 백혈구들은 닥치는 대로 잡아먹고 배가 불러서 병원균이나 암세포 등 유해물질을 잡아먹는 능력이 떨어진다. 보통 백혈구 1개가 세균을 14~15개 먹는데, 비만인 사람은 백혈구가 잡아먹는 세균의 수가 절반으로 줄어든다.

미국 볼티모어에 있는 국립노화연구소의 도널드 잉그램 박사는 '섭취 열량을 억제하면 노화를 늦출 수 있다.'라는 사실을 실험을 통해 입증했다. 늙은 쥐에서 도파민 수용체의 양을 측정해 보았다. 섭취 열량을 40% 억제하자 노화에 의해 줄어야 할 도파민 수용체의 양이 오히려 증가하여 학습기억 능력도 높아졌다. 소식한 쥐는 평균적으로 수명이 40%나 연장되었다. 또 이 연구소의 마크 매트슨 박사는 쥐를 다음과 같이 세 그룹으로 나누어 실험했다. A그룹은 먹고 싶은 만큼 먹게 한다. B그룹은 섭취 열량을 60%로 억제한다. C그룹은 하루는 먹고 싶은 만큼 먹게 하고 하루는 단식을 시킨다. 그러자 C그룹이 가장 건강하고 수명도 길었으며 노화에 의한 뇌 손상도 적어 알츠하이머병과 파킨슨병에도 걸리지 않았다고 한다. 수명이 가장 짧았던 것은 A그룹이었다.

또 필라델피아 암연구소에서 행한 실험에서 쥐를 다음처럼 네 그룹으로 나누었다. A그룹(고단백, 고열량), B그룹(고단백, 저열량), C그룹(저단백, 고열량), D그룹(저단백, 저열량). 그 결과 저단백, 저열량 그룹의 암 발생률이 가장 낮았다. 위 실험 결과에서 보듯이 비만, 고지혈증, 지방간, 고혈당(당뇨), 고요산혈증(통풍), 고염분혈증(고혈압) 등 영양 과잉으로 인한 즉 생활습관에 의한 질병은 배가 부르지 않을 정도의 소식을 하기만 해도 예방할 수 있는 질환이다.

동양의학에서는 2천 년 전부터 모든 질병은 혈액이 오염되어 발생한다고 진단해왔다. 요즘과 같이 고단백, 고열량 식단은 혈액을 오염시킨다. 그뿐만 아니라 불완전 소화로 인한 노폐물과 유독물은 우리 몸 안에서 염증성 질환을 일으키는 원인이 되고 있다. 최근 의학계에서는 암의 다양한 원인 중 하나로 염증성 물질을 주목하기도 한다. 그렇다면 어떻게 영양 밸런스를 맞춰 살까? 우리는 플러스가 아닌 열량 마이너스에 초점을 두어야 한다.

우선 하루 두 끼만 식사하라. 몇 년 전 유행했던 1일 1식까지는 아니더라도 앞의 연구 결과에서 보듯 저단백, 저열량 식사를 권한다. 성장이 끝난 성인이라면 하루 세 끼가 다 필요하지 않다. 육체노동을 하는 사람이 아니라면 더욱더 소식해야 한다. 여기서 소식이란 단지 식사량을 줄이는 것이 아니다. 열량을 줄여야 한다. 아침 식사를 빼는 것이 생리적으로 가장 합리적이다. 아침은 배설하기 적합한 시간이다. 전날 저녁 식사를 마치고 잠이 들면 배설 기능이 촉진되어 아침에 입에서 악취가 나고 소변 색깔도 노폐물과 농축으로 짙어진다. 눈곱에 땀과 소변, 대변 등을 배설해 다음을 위한 준비를 한다. 아침 시간에 배설을 잘해야 혈액과 대장이 깨끗해지고 자연치유력이 생긴다. 특히 아침에 배도 고프지 않은데 습관적으로 식사를 해야 한다는 의무감에 대장이 배설도 안 된 상태에서 음식을 입안으로 밀어 넣고 있지는 않은가? 아침 식사는 배에서 꼬르륵 소리가 나서 배고픔을 느낄 때 먹는 것이 좋다. 아침 식사를 하고 싶더라도 비만, 고지혈, 지방간, 고혈당, 고요산혈증, 고염분혈증 등 과식에 의한 질병이 있는 사람은 먹지 않는 게 좋다. 이유는 영양 과잉 상태이기 때문이다.

혈당이 너무 떨어진다면 꿀차를 한 잔 따뜻하게 해서 먹든지, 사과와 당근 등 배설을 위한 주스 한 잔으로 아침 허기만 때워라. 사과와 당근은 100여 종의 미네랄(철, 아연, 칼슘 등)과 30여 종류의 비타민(A, B, C, D, E)뿐만 아니라 $\beta$-카로틴, 쿼세틴의 약효 성분이 많이 함유되어 있다. 아침 식사로 당근, 사과 주스와 꿀차 정도만 먹었다면 점심은 전날 저녁부터 아무것도 먹지 않고 16~18시간을 지낸 '미니단식' 혹은 간헐적 단식 이후 첫 번째 식사를 하는 셈이다. 따라서 전날 저녁 식사와 아침 미니단식을 거쳐 보통의 점심과 저녁 식사는 양을 줄여야 한다는 부담감 없이 자유롭게 식사를 하면 된다. 이렇게 미니단식을 하면 한 달에 3~5킬로 감량에 성공한다고 한다. 혹 공복감이 느껴진다면 껌을 씹거나 초콜릿을 조금 먹어도 된다. 공복감은 음식의 양으로 결정되는 것이 아니라, 혈액 속 혈당에 의해 결정된다. 혈당이 상승하면 뇌의 만복 중추를 자극하여 만복감(포만감)을 느끼게 된다. 혈당이 내려가면 마찬가지로 공복 중추를 자극하여 공복감을 느끼게 된다.

동양의학에서는 혈액 오염이 만병의 근원이라고 했다. 과식으로 인한 혈액 오염이 있으면 체내에 죽은피와 노폐물 즉 '어혈'이 쌓인다는 표현을 한다. 어혈을 제거하는 방법에는 여러 가지가 있다. 단식으로 음식물 섭취를 제한해 노폐물이 에너지원으로 쓰이도록 하는 방법이 있다. 또한, 어혈을 제거하는 천연 허브도 있다. 자연 의학에 '사혈'이라고 죽은피를 빼내는 방법이 있다. 여성들은 매달 하는 월경이 몸 안의 오염된 혈액을 배설하는 자연적인 사혈이다. 남자들은 월경이 없으므로 일 년에 한 번 정도는 헌혈하는 것도 좋은 방법이다. 정화요법으로는 부항도 있는데 부항은 3장에서 따로 설명하겠다.

충분한 물 마시기와 요구르트 먹기다. 우리 몸을 정화하는 데 물보다 쉬운 방법이 없다. 하루 6~8잔 정도의 따뜻한 물을 마시고 수분이 많은 수박과 채소를 하루 3번 이상 먹는다. 요구르트는 장내 유익균의 먹이가 되어 대장을 건강하고 깨끗하게 해 준다. 최근에는 프로바이오틱스

캡슐이나 스틱으로 간편하게 나온 제품도 있다. 특히나 어떤 이유로 항생제를 복용한 이후에는 장내 유익균의 수가 줄어 있으므로 꼭 보충이 필요하다. 또한, 불포화지방산이 많이 함유된 견과류나 올리브유도 체내 고지혈증을 낮추는 데 도움이 된다.

코엔자임 Q-10은 심장병에 특효약으로 알려져 있으며 보통 유비퀴논(Ubiquinone)으로 부른다. Ubiquinone-10은 가장 잘 알려진 형태로서 CoQ-10이라 부른다. 유비퀴논은 에너지를 만드는 생체시스템에서 필요한 물질로서 ATP를 합성하기 위해 세포가 사용하는 세 개의 효소를 생산하도록 도움을 준다. CoQ-10은 전자와 양성자 전달에 작용함으로써 직접 에너지 합성에 관여하기도 한다. 심장의 펌프가 혈액을 잘 공급할 수 있도록 가슴의 통증을 가라앉히며, 동맥경화증의 원인이 되는 LDL(Low-density lipoprotein: 저밀도지질단백질)콜레스테롤의 위험을 감소시킨다. 그 밖에 항산화, 항노화제로 작용해 동맥경화, 고혈압, 파킨슨, 치매 위험 환자에게 복용을 추천하며 시중에도 제품으로 나와 있다.

현대는 영양의 밸런스를 생각할 때 영양소의 부족보다는 과잉을 주의해야 한다. 지나친 과식이 당뇨, 지방간, 고지혈증, 고혈압, 통풍, 비만 등을 유발한다. 과잉섭취가 혈액 오염과 모든 질병의 원인이 된다. 젊음과 건강을 원한다면 소식 즉 먹은 열량의 30%를 줄이고, 저단백, 저열량의 식단으로 바꿔야 한다. 특히 우리 몸이 배설하는 아침 시간 동안 위를 비우고 배설할 수 있는 시간적 여유를 주어야 한다. 배가 고프지 않은데도 꼭 아침을 먹어야 한다는 고정관념은 한번 생각해 볼 문제이다.

# 하루 15분 일광욕으로
# 세로토닌 샤워하라

독일의 철학자 이마누엘 칸트는 평생 자신이 살던 도시 쾨니히스베르크를 벗어나 본 적이 없다. 그는 매일 정확하게 3시 30분에 늘 똑같은 거리를 산책했다. 걷는 속도도 변함이 없었다. 동네 사람들이 그가 집 앞을 지나는 시간을 보고 시계를 맞추었다는 유명한 일화도 있다. 우울증에 시달렸던 베토벤은 심지어 비가 억수같이 쏟아지는 날에도 우산이나 모자를 쓰지 않은 채 성곽의 큰 공원을 산책했다. 산책하지 않으면 새로운 아이디어가 떠오르지 않는다고 생각했기 때문이다.

나도 습관이 있다. 점심을 마치고 날씨가 춥든지 덥든지 칸트처럼 항상 잠시 햇볕을 쬐면서 직장동료와 주변 산책을 한다. 온종일 실내 사무실에 있다가 점심 후 광합성하듯이 동료와 깔깔대고 웃고 떠든다. 그 시간이 너무 즐겁다. 그러고 나면 기분도 좋아지고 소화도 잘된다. 비타민D 합성에도 좋고 밤에 잠도 잘 온다. 가장 중요한 이유는 바로 세로토닌(Serotonin) 하루 생성량을 채우기 위해서다.

세로토닌은 아미노산 트립토판에서 생성되는 신경전달물질이다. 95%를 장 세포가 생산하며, 2% 정도만 뇌에 존재하는데, 이 2%가 신경전달물질로서 중요하게 이용된다. '행복 호르몬'이라 부르는 세로토닌은 각성과 수면, 자발운동, 섭식, 공격적 행동, 학습, 기억능력, 성행동, 중추성 혈압조절 등 생리 기능에 관여한다. 송과체에는 고농도 세로토닌이 존재하나 그 일부는 멜라토닌(Melatonin)으로 전환한다. 세로토닌은 햇빛에 민감하며 햇빛을 받아야 분비가 원활해진다. 주로 새벽부터 저녁까지 준비된다. 수면을 유도하는 멜라토닌은 어두워지면 분비가 원활해지고 새벽이 되면 분비가 줄어든다. 즉 햇볕을 쬐면 행복 호르몬이라 알려진 세로토닌의 분비가 많아진다. 밤에는 수면을 유도하는 멜라토닌의 분비가 촉진되어 수면에도 도움이 된다. 세로토닌과 멜라토닌은 햇빛이 주는 선물이라고 할 수 있다. 그러니 항상 점심 때는 햇빛이 주는 선물을 공짜로 받으러 가는 시간이다.

세로토닌이 부족하면 우울하고 불안감이 생기고 식욕도 증가한다. 세로토닌 분비에 있어 가장 중요한 건 충분한 '햇빛'과 질 좋은 '수면'이다. 실제로 일조량과 우울증, 자살률과의 상관관계는 많이 보고되었다. 그 예로 일조량이 풍부한 지중해 주변 국가의 국민은 낙천적이고 우울증 발생률이 낮다. 반면 일조량이 낮은 알래스카 에스키모인들은 우울증이 높다고 한다. 미국의 미네소타에서는 장마가 계속되는 동안 우울증이 증가한다고 한다. 일조량이 적어지는 가을과 겨울에 계절성 우울증이 흔하게 오기도 한다. 즉 일조량이 많을수록 우울증이나 자살률이 낮았다는 보고다.

여성호르몬이 적어지면 세로토닌 분비가 줄어든다. 여성들이 감정

기복이 큰 이유가 여성호르몬과 세로토닌이 밀접한 관계를 맺고 있기 때문이다. 특히 생리 전, 출산 후, 폐경 시 여성호르몬의 분비가 일정치 않아 감정 기복이 심해진다. 여자들은 안다. 생리 전에 쉽게 화를 내고 극도로 예민해지고 별다른 이유 없이 우울한 감정에 사로잡히게 되는 것을. 이때는 더욱 세로토닌의 분비를 증가시키기 위해서라도 일광욕이 필요한 시기이다

세로토닌 분비가 많을수록 심리적으로 안정감을 느끼며 스트레스 완화와 긴장감 완화에 효과적이다. 주의집중력과 기억력을 높여 성적 향상에도 도움을 준다. 낮에 충분히 햇볕을 쬐면 밤에 수면유도 호르몬인 멜라토닌이 분비되어 잠을 깊이 잘 수 있다. 숙면 동안 충분한 성장호르몬이 분비되어 아이들 성장 발달에 도움이 된다. 그뿐만 아니라 여성들의 내적 아름다움에도 도움을 준다. 세로토닌 분비가 촉진되면 다이어트에 도움을 주는 성장호르몬과 젊음을 가꾸어주는 DHEA, 수면유도 호르몬인 멜라토닌의 분비가 촉진된다.

그렇다면 세로토닌은 어떻게 생성되는가? 세로토닌의 원료인 트립토판은 체내에서 합성되지 않으므로 음식을 통해 충분히 섭취해야 한다. 트립토판을 섭취하는 방법은 단백질을 자주 섭취하는 것이다. 고기, 닭고기, 생선, 우유, 콩, 달걀, 두유, 요구르트, 치즈, 나토, 호박, 해바라기 씨, 아몬드, 바나나, 참깨 등을 섭취하는 것이다. 트립토판이 신경전달물질인 세로토닌으로 전환되려면 비타민 B6가 필요한데 이 비타민 B6 역시 트립토판이 많이 함유된 붉은 살 생선, 육류, 두유에 많이 함유되어 있다. 음식을 통해 흡수된 세로토닌을 뇌로 전달하기 위해 반드시 탄수화물이 필요하다. 요즘 탄수화물의 과다한 섭취를 경계하는 것은

좋으나 지나치게 탄수화물을 제한하면 세로토닌의 결핍이 일어나 수면장애, 우울감을 유발할 수 있다. 그렇다면 일상생활에서 세로토닌 분비를 증가시킬 수 있는 방법으로는 어떤 것이 있을까?

우선 낮에 15분 이상 충분한 햇볕을 쬐자. 세로토닌은 햇빛에 민감하며 햇빛이 있어야 분비된다. 새벽부터 어두워지기까지 장과 뇌에서 분비된다. 그러므로 정오 점심 식사 후 소화도 시킬 겸 15분 이상 충분한 햇볕을 쬐자. 세토로닌은 물론 비타민D도 생성되어 뼈를 튼튼하게 하고 골다공증도 예방한다.

질 좋은 숙면을 한다. 낮에 햇볕을 쬐면 만들어지는 세로토닌이 밤이 되면 멜라토닌으로 변화한다. 수면유도 물질인 멜라토닌은 낮에 햇빛을 15분 정도 쬐고 바나나 우유 등을 섭취하면 잘 생성된다. 멜라토닌은 항산화 효과가 있어 젊음을 유지해 줄 것이다. 잘 자는 것만큼 낮에 활동량을 늘리자. 낮에 활발하게 몸을 움직이면 세로토닌 분비가 촉진된다. 걸을 때 보폭을 크게 하고 평소보다 조금 빠르게 걷는다. 보폭에 맞춰 심호흡도 하고 가슴 가득 신선한 공기도 가득 주입해 보는 건 어떨까? 나는 주말에 한강에 나가 자주 산책을 한다. 주말에는 항상 야외로 나가 등산과 골프를 즐긴다. 요즘은 걸음 수와 열량을 계산해 주는 앱이 있어 자주 사용한다. 하루 만 보를 걷는 게 나의 목표이다. 날이 좋으면 야외에 나가 자연광선을 받으면서 만 보를 걸어보자. 계절의 변화도 느껴 본다면 어떨까? 봄이면 벚꽃 피는 것도 보고, 여름이 될수록 녹음이 짙어지는 것도 느끼고, 가을이면 풀벌레 우는 소리에 귀도 기울여 보자.

조용한 환경에서 잠시 눈을 감고 명상에 잠긴다. 명상은 잡념을 없애고 내면의 소리에 귀 기울이며 이완 호흡을 하여 몸과 마음의 긴장을 풀어 준다. 머리가 맑아지고 몸의 관절이 한층 부드러워질 것이다. 스트레스를 받고 몸이 긴장하면 세로토닌 분비가 줄어들면서 젊음을 유지해 주는 성장호르몬, DHEA, 멜라토닌의 분비도 줄어든다. 결국, 젊음과 멀어지게 된다. 연구 결과, 명상만으로도 생체나이를 12년 거꾸로 돌릴 수 있다고 하니 한번 실천해보는 것도 좋을 듯싶다.

음식을 30번씩 씹고 30분 동안 느긋하게 식사를 한다. 직장 생활은 뭐가 그리 바쁜지 식사하는 속도가 점점 빨라진다. 아마도 해야 할 일이 많아 마음이 조급해져서 그럴 것이다. 식사 속도가 자꾸 빨라지니 어느덧 충분히 씹지도 않고 삼키는 습관이 생겼다. 그래서인지 위염과 식도염이 많이들 생겼다. 천천히 30회 이상 충분히 씹으면 턱의 움직임이 목 뒤 신경을 자극해서 세로토닌 분비를 증가시킨다고 한다. 껌 씹기도 턱을 자극하는 한 방법이다.

잔잔한 음악을 들으며 행복했던 기억을 떠올리자. 뇌파의 주파수가 초당 8~12Hz 범위의 알파파 자극은 세로토닌 방출을 돕는다. 즉 10Hz에 근접하면 최적이다. 아름다운 경치, 좋은 글, 감미로운 음악 등으로 구성된 영상은 감동을 주어서 세로토닌 방출로 마음을 편안하게 해 준다. 또한, 행복한 추억을 5분만 집중해서 떠올려 보자. 긍정적이고 행복한 생각이 세로토닌 분비를 증가시켜 준다.

하루 15분 햇볕을 쐬면 훨씬 더 젊어질 수 있다. 하루 15분 햇볕을 쐬는 것만으로 하루 필요량의 세로토닌이 분비된다. 세로토닌은 공격성과 중독성을 잘 조절해 주며, 주의집중력과 기억력을 향상해 창조력을 높일 수 있다. 무엇보다도 세로토닌을 유지함으로써 젊음을 유지해 주는 성장호르몬, DHEA, 멜라토닌의 분비가 조절된다. 항상 생기발랄하고 행복한 사람이 될 수 있다. 기억하라! 지금의 시대는 감성적인 세로토닌이 풍부한 사람을 원하는 시대라는 것을. 아날로그적 감성이 풍부한 사람이 매력이 넘친다.

## 03

# 젊어지는 운동,
# 순환 운동을 하라

언제부터인가 운동이 습관이 되고 생활의 일부가 되었다. 생각해 보니 20대에 너무 마르고 체력은 바닥이라 삶의 의욕도 떨어지고 퇴근하면 잠자기에 바빴다. 게다가 병원 근무가 생각보다 육체적 강도가 셌다. 야간근무로 면역력도 떨어지고 매일 감기를 달고 살았다. 뭔가 의욕적으로 자기계발도 하고 여행도 다니고 하고 싶은 건 많은데 체력이 안 되어 시작한 게 헬스였다. 키가 173센티에 50킬로가 채 안 되었다. 보기는 모델 같다고 좋은지 몰라도 난 겨우 출근하고 잠자기에도 체력이 부족했다. 헬스 트레이너가 너무 말라서 근육이 잘 안 생기니 무조건 많이 먹고 와서 유산소 운동보다 근육 운동 위주로 하라고 알려 줬다. 처음엔 운동 갈 때마다 힘들고 하고 오면 기진맥진 더 힘들었다. '이거 괜히 시작한 거 아니야, 더 힘들고 몸도 아프고….' 이런 생각까지 들었지만 그래도 꾸준히 다니려고 노력했다. 다니다 보니 어느새 활력도 더 생기고 일을 해도 덜 지치고 의욕도 충만했다. 정말 이래서 운동을 해야 하는구나, 절실히 깨달았다. 요즘은 정말 머리는 희끗희끗한 장년층 같은데 몸에 울퉁불퉁 근육을 장착하고 있는 활동적인 노년 분들을 자주 본다. 역시 '운동이 젊음의 비결이구나.' 하는 생각이 든다.

최근 집 앞에 다니는 스포츠 센터에 가서 재등록을 했다. 필라테스도 하고 골프 연습도 다닌다. 새해가 되면 다들 신년 계획 속에 운동과 다이어트는 세트로 꼭 들어가는 항목이라 자리가 충분한 헬스가 이미 마감되었다. 얼마 전 TV 드라마에 하지원이 나왔다. 난 하지원이 다른 여배우보다 너무 앙상하게 마르지 않고 건강미가 있어서 좋다. 얼굴을 보면 항상 건강한 기운이 돈다. 78년생으로 올해로 40세인데 피부도 몸매도 건강 미인이다. 하지원은 신체 나이가 20대 초반이라 한다. 예전부터 액션 드라마를 자주 찍어서인지 평소 스트레칭과 운동을 즐기는 것이 비결이라고 한다. '음, 역시 동안의 비결이 운동이었구나….'

운동하지 않아서 잃은 건강을 되찾기에 너무 늦은 때란 없다. 게다가 규칙적인 운동은 조정능력, 균형능력, 자세를 향상하고 최적의 상태를 유지해 준다. 운동을 더 많이 하는 것은 나이와 무관하게 젊음을 유지하는 방법이다. 최소한 더 젊게 보이게 하고 젊다고 느끼게 하는 가장 확실한 방법이다. 30세가 넘으면 중시해야 할 신체 활동 유형이 달라진다. 일주일 운동계획에는 주요 5가지 운동 즉 지구력, 근력, 균형, 자세, 유연성 운동이 모두 들어가 있어야 한다.

직장 생활하고 매일 차로 출퇴근하다 보니 정말 일정에 일처럼 운동을 넣지 않으면 운동할 시간이 없다. 주로 앉아서 컴퓨터 작업을 많이 하다 보니 목이 일자목이고 허리는 유연하지 않아서 운동을 주 3회는 꼭 한다. 우선은 잠이 깨면 벌떡 일어나지 않고 누운 상태에서 목을 좌우로 돌려 본다. 그리고 기지개를 켜듯 전신을 쭉 늘리는 스트레칭을 하고 허벅지를 접어서 넓적다리 관절을 돌려 본다. 무릎을 구부리고 두 손으로 잡고 허리를 바닥에 댄 상태에서 좌우로 흔들흔들 허리뼈를 쭉 펴는 동작을 취한다. 관절의 가동성을 충분히 확인하고 침대에서 일어난다. 이렇게 스트레칭을 하는 데 10분 정도면 충분하다. 또한, 잠에서 깬 상태에서 몸의 관절을 천천히 깨울 시간적 여유가 필요하다. 스트레칭은 아침에 일어나서 그리고 저녁 잠자기 전 10분 정도만 투자한다. 나이가 들수록 유연성이 필요하므로 스트레칭을 꼭 해야 한다. 평소 스트레칭을 하지 않으면 관절이 점점 굳어지고 가동 범위가 줄어든다. 유연성이 있어야 넘어지더라도 부상이 적다. 목등뼈나 허리뼈도 관절이 굳고 가동성이 줄어들기 때문에 통증이 생긴다.

40대 이후에는 유산소운동은 기본이고, 유연성과 근력운동이 꼭 필요하다. 특히나 안티에이징을 위해서는 근력운동이 필수이다. 중년이 되면 근육량이 감소하기 시작한다. 나이 드신 어르신들은 상체 특히 배 주변에 지방이 축적되고 상대적으로 하체는 자꾸 가늘어진다. 특히 당뇨가 있는 사람들의 특징적인 체형이다. 몸을 움직이지 않으면 근육 감소가 더 빨라진다. 체온의 40% 이상은 근육이 만들고 그 근육의 70%가 하체에 집중되어 있다. 하체 근육이 줄면 그만큼 모세혈관이 감소한다. 열이 충분히 생성되지 않아 몸의 하체가 차가워진다. '신'의 중심인 신장을 비롯한 비뇨 · 생식기 등의 기관이 쇠약해진다. '신'은 젊음의 장기이므로 '신'과 관련된 귀 울림, 난청, 흰머리, 요통, 골다공증, 빈뇨, 발기부전 등의 노화 증상이 일어난다. 그러므로 몸의 체온을 높이는 근육운동은 필수이다. 실내에서 손쉽게 스쿼트나 프랭크 동작을 시도해 보

자. 스쿼트는 허벅지와 엉덩이 근육을, 프랭크는 허리, 복부, 어깨 등 전신을 강화하여 근육 손실을 막고 요통에도 도움이 된다.

유산소운동이 조금은 도움이 되지만 보통 강도의 걷기 같은 유산소운동은 근섬유 전체를 쓰지 않는다. 그렇다고 실망하지 않아도 된다. 단 두 달만 규칙적으로 근력운동을 하면 20년 동안 감소한 체력과 근육을 되찾을 수 있다. 근육량이 아주 조금 늘어도 체력이 아주 좋아졌음을 느낄 수 있다. 바빠서 일주일에 하루 정도만 운동한다고 해도 체력은 훨씬 강해진다. 체력의 증강은 나이와 건강상태보다 운동 강도의 영향을 더 많이 받기 때문에 거의 모든 사람이 운동의 효과를 느낄 수 있다. 체력이 증강되면 근육 약화와 관련된 통증이 완화된다. 흔한 것이 요통이다. 오래 앉아 있는 사람들이 흔히 요통을 경험하는데 나이 탓을 할 것이 아니라 앉아 있는 시간을 줄여야 한다. 요통을 예방하기 위한 가장 좋은 방법은 좋은 자세를 취하고 뱃살을 빼고 허리 강화 운동과 복근운동을 함께 하는 것이다.

운동은 체지방을 태워서 적정 체중을 유지시켜 준다. 더 중요한 건 운동은 나이와 상관없이 성장호르몬을 분비하여 근육을 만들고, 골밀도도 높여 주는 효과가 있다는 것이다. 이 얼마나 감사한 일인가? 운동을 하면 면역력이 높아지고, 감기에 잘 걸리지 않으며, 암에도 잘 걸리지 않는다. 정말 운동을 시작하고 나서 나는 감기에 잘 걸리지 않는 것을 절실히 경험했다. 그뿐인가, 체력이 좋아져서 피로감도 덜 느끼며 일의 효율도 높다. 몸이 유연해지고 뼈가 튼튼해지므로 넘어져도 다치는 비율이 떨어진다. 운동하고 나서 땀이 이마에 약간 맺히면 피부가 환해지고 맑아지며 정신적으로도 유익하다. 우선 운동을 하는 동안 스트레스가 줄어들며 행복한 느낌이 들기 때문에 항상 웃는 얼굴이 될 확률이 높다. 이렇게 운동을 하면 10년은 젊게 보인다. 오래 앉아 있는 사무직 직장인들은 허리와 목이 뻣뻣함을 느낄 때가 있다. 허리뼈나 목등뼈의 가동성이 떨어지고 통증이 생겨서 가끔 고생할 때가 있다. 그래서 운동을 요가와 필라테스로 바꿨다. 이 두 운동은 우선 유연성을 기르고 굳은 관절을 유연하게 만들어 준다. 그뿐만 아니라 적당한 근육운동도 되니 정말 좋은 운동이다.

또 좋은 운동은 아쿠아로빅이다. 날이 더워지면 5월 정도에서 10월까지 수영장에 간다. 수영은 예전에 했는데 사실 에너지 소모도 많고 힘들다. 그런데 아쿠아로빅은 말 그대로 물속에서 기구나 맨손으로 하는 에어로빅이다. 신나게 음악을 틀어 놓고 앞에 강사가 하는 동작을 물속에서 따라 하기만 하면 된다. 사실 하나도 힘들지 않고 음악 들으면서 물놀이 한 시간 정도 하고 온 기분이다. 그래도 물속에서 하는 운동이라 열량 소모도 꽤 되어 운동을 싫어하는 사람들에게 강력 추천이다. 그래서인지 20대부터 70대까지 나이층이 다양하다.

에어로빅이나 댄스도 좋은 운동이다. 우리 학교에 정말 에너지 넘치는 선생님이 한 분 계신다. 어찌나 체력이 좋으신지 에베레스트 베이스 캠프 도보여행도 다녀오셨다. 나이는 50대 초반 정도이다. 그분의 에너지의 원천은 에어로빅이다. 매일 하루도 빠짐없이 에어로빅을 한다. 나도 예전에 한 번 배워 봤는데 '난 안 되겠다.'라는 결론이었다. 내가 몸치라서 빠른 음악과 동작을 따라갈 수 없었다. 요즘처럼 추운 겨울이면 실내에서 자전거를 타면서 TV를 보기도 한다. 바벨로 팔 운동을 하거나 허벅지와 엉덩이를 위한 스쿼트를 20회 정도 한다. 폼 롤러로 뭉친 등 근육을 풀기도 한다.

여러 가지 운동이 있는데 나는 그중에서도 여름에 한강 주변을 한가로이 산책하는 것을 좋아한다. 음악 들으면서 한강 야경도 보고 시원한 강바람도 쐬면서 사색도 하고 자연도 보는 것이 여름에만 느낄 수 있는 소소한 행복이다. 가끔 시간이 맞으면 가족들과 함께 걸어도 좋고, 사춘기 딸하고 걸으면서 대화하는 시간도 좋다. 운동은 꼭 필요하다. 나이가 들면서 특히나 스트레칭과 근력운동은 필수다. 될 수 있으면 차를 두고 대중교통을 이용하거나 그마저도 시간이 없다면 계단을 이용하는 것도 좋다. 근력운동은 나이와 상관없이 성장호르몬 분비를 증가시켜 준다. 주변을 보면 역시 운동을 꾸준히 하는 사람들이 젊고 건강하고 행복한 얼굴을 하고 있다. 오늘부터 내가 가장 좋아하는 운동을 골라 일단 시작해 보자. 시작이 반이다.

## 04

# 주름 개선 기능 크림을
# 사용하라

핸드폰을 정리하다 예전에 찍었던 사진을 보았다. 불과 2~3년 전에 찍었던 사진의 내 모습과 현재의 얼굴이 많이 달라 보였다. 그냥 피부가 어두워지고 잔주름이 늘었다. '아니, 불과 2~3년 동안 무슨 일이 있었던 걸까?' 하고 곰곰이 생각해 보았다. '그동안 엄청난 스트레스를 받은 것도 아니고 밤잠을 줄여 가면서 공부한 것도 아닌데 왜 이렇게 얼굴이 상한 거야? 나이 먹는 것도 내키지 않는데 말이야…' 분명 이유가 있을 것이다.

'밤늦게 자는 수면 습관, 너무 많이 마시는 커피, 건조한 실내…. 뭐지?' 피부 손상의 주범은 내가 그렇게 좋아하는 골프라는 결론이었다.

어느 정도 거리가 떨어져 있을 때는 몸매, 걸음걸이, 의상, 헤어스타일 등을 보고 사람들의 나이를 가늠하곤 한다. 하지만 가까이에서 마주할 때는 제일 먼저 얼굴을 눈여겨보게 된다. 몸매와 의상, 헤어스타일은 얼마든지 젊어 보이게 할 수 있다. 하지만 나이를 가장 속이기 어려운 곳은 얼굴이다. 이목구비보다 결정적으로 피부를 보면 그 사람의 나이를 알 수 있다. "자연은 당신에게 스무 살의 얼굴을 주었다. 쉰에 그 얼굴을 간직할 수 있느냐는 당신에게 달려 있다."라고 코코 샤넬이 말했다. 그 말에 정말 공감한다.

나이의 명함인 피부의 진실에 대해 알고 있는가? 피부의 70%는 콜라겐으로 이루어져 있고, 콜라겐은 피부 내 주요 구성 단백질이다. 콜라겐 섬유는 피부에 힘과 탄력을 주는 기초 작용을 한다. 콜라겐 생성에는 비타민 C가 필수적이다. 콜라겐 다음으로 피부의 주요 단백질인 엘라스틴은 피부에 탄성을 준다. 자외선이나 흡연, 지나친 당분 섭취는 콜라겐 생성에 가장 나쁜 영향을 주며, 피부가 자글자글해지고 축 처지게 한다. 피부는 보통 70%의 살아 있는 세포와 30%의 죽은 세포로 구성된다. 표피층은 기저층에서 끊임없이 생성되며, 죽은 피부세포는 눈이 보이지 않게 피부 표면에서 떨어져 나간다. 이것을 보통 각질층이라고 한다. 주로 씨앗류, 견과류, 기름진 생선에 있는 필수지방산은 피부 세포막을 유지해 건강한 피부를 갖는 데 필수적이다.

'그래, 나의 피부 손상은 강렬한 태양 아래 자주 노출한 골프 때문이리라.'

즐겁다고 마냥 땀을 흘린 채 다니는데도 게임을 시작할 때 한 번 자외선 차단제를 바르면 그걸로 끝이었다. 골프 끝날 때까지 5시간 동안 자외선 차단제가 위력을 발휘하는 건 아닌데 말이다. 그런데 지금도 햇살이 좋으면 태양을 향하는 해바라기처럼 찬란한 태양 아래로 나가고 싶다. 태양을 피하고 싶지 않단 말이다. 그것이 문제다.

그렇다면 주름의 주범인 자외선의 진실을 파헤쳐 봐야겠다. UVA는 파장이 긴 것으로 피부를 검게 그을리게 만든다. UVB 자외선은 파장이 짧아 에너지가 강력한 것으로 피부 노화와 손상을 일으키며 일광화상과 피부암을 발생시킨다. 태양광선은 오전 10시부터 오후 3시 사이, 그 중 11시에서 2시 사이가 가장 강렬하다. 고도가 높아질수록 대기층이 얇아지기 때문에 훨씬 해로운 자외선을 쪼이게 된다. UVA는 피부 깊숙이 침투하여 콜라겐을 생성하는 섬유아세포를 파괴한다. SPF 수치는 UVB를 얼마나 잘 막아 주는지를 수치화한 것이고, PA는 UVA로 자외선 A를 막아 주는 정도를 +로 표시한 것이다. 자외선 차단제는 UVA와 UVB까지 폭넓게 막아 주는 자외선 차단제를 선택한다. 귀, 눈, 눈꺼풀, 입술, 목에도 빠짐없이 꼼꼼히 바른다.

노화 방지 비타민 E, C 등은 피부를 튼튼하게 회복시키며, 세포 재생을 자극한다. 비타민 A도 자외선 손상으로부터 보호해 준다. SPF 수치가 높은 제품보다는 2~3시간마다 자외선 차단제를 덧바르는 것이 더욱 중요하다. 외부 활동을 오래 할 때는 SPF 50 이상의 제품을 사용하는 것이 좋다. 여성들은 메이크업한 경우에는 자외선 차단 기능이 포함된 쿠션이나 콤팩트를 덧바르면 된다. 목에 가로로 생기는 주름살을 막으려면 목에도 높은 지수의 자외선 차단제를 발라야 한다. 목의 피부는 얼굴보다 얇아서 더 빨리 손상되기 때문이다. 야외활동을 할 때는 피부가 메마르지 않도록 물을 충분히 마셔 주는 것이 훨씬 중요하다.

여성들 중에 화장품을 비싼 것이나 백화점에서 사야지만 안심하는 사람이 있다. 화장품도 비싼 명품만을 고집하는 것이다. 하지만 무턱대로 비싸다고 선호할 일이 아니라, 피부에 바르는 것은 피부가 먹는 것이기 때문에 어떤 성분이 들어갔는지 꼼꼼히 살펴야 한다. 화장품 판매대에 들러 다양한 제품을 둘러보아야 한다. 요즘은 표본으로 구매 전에 미리 발라 보고 향도 맡아 볼 수 있게 준비되어 있다. 현재 내 피부가 보습이 가장 중요한지 아니면 미백인지 탄력인지 내 피부의 약점을 보완해 줄 수 있는 것을 최우선으로 해서 구매한다. 그리고 계절마다 각기 다른 피부 관리 제품을 갖추는 것이 좋다. 겨울에는 실내외 모두 건조하기 때문에 보습효과가 뛰어난 것을 고른다. 여름에는 무덥고 습하므로 제형이 가볍고 자외선 차단 수치가 높고 미백효과가 있는 제품을 고른다. 또한, 데이 크림인지 나이트 크림인지 구분해서 사용한다.

노화 방지 화장품은 제조사도 성분도 너무 다양하다. 우리나라는 미용 산업이 발달해서 웬만한 화장품은 품질이 가격 대비 정말 우수하다. 예전에는 해외 명품 화장품이 유명하고 인기였으나 최근에는 오히려 해외 할리우드 여배우들이나 중국인들이 우리나라 화장품을 선호한다. 면세점에서 중국인들이 한국 화장품을 싹 쓸어가듯 쇼핑해 간다. 나는 화장품 안에 들어가는 우수한 성분을 보고 구매한다. 될 수 있으면 우수한 효능을 가진 천연물질이 들어있는 제품을 고른다. 그렇다면 화장대에 갖추어야 할 제품은 어떤 것들이 있을까?

첫째, 비타민 A가 함유된 제품이다. 피부를 팽팽하게 해 잔주름을 없애 준다. 레티놀은 새로운 피부 세포를 만들어 내는 순수 비타민제로 주름을 제거하고 피부 노화를 예방한다.

둘째, 비타민 C가 함유된 제품은 강력한 항산화제다. 콜라겐 생성을 북돋우며 혈액순환을 돕는다. 특히 야외활동을 많이 하는 나는 비타민 C 앰플을 항상 밤에 애용한다. 농도가 짙을수록 좋다. 꾸준히 사용하면 미백과 재생에 도움이 된다.

셋째, 비타민 E가 함유된 제품도 강력한 항산화제이다. 피부를 촉촉하게 하고 주름을 예방하며 탄력에 도움을 준다.

넷째, 알파 하이드록시산(일명 AHA)은 표피의 죽은 세포를 제거해 주고 피부 결을 향상시키고 모공을 줄여 준다. 특히 지성 피부와 여드름 피부에 효과 만점이다.

다섯째, 녹차 추출물은 항산화제이자 소염제이다. 부기와 주름살, 커진 모공에 효과적이다.

최근에는 화장품에 들어가는 우수한 재료가 너무도 많다. 콜라겐, 한방화장품, 아데노신, 알부틴, 발효화장품, 각종 천연 재료가 들어간 무수히 많은 제품이 출시되고 있다. 자기의 취향대로 내 피부가 원하는 것이 무엇인지를 알아보고 성분을 보고 고르면 도움이 된다.

젊음을 가늠하고 판단하는 첫 번째 척도가 보통 피부일 것이다. 피부를 좋게 하려면 좋은 화장품을 잘 골라 발라야 한다. 생활습관도 중요하다. 젊음을 판단하는 것 중의 하나가 보습력이다. 하루 2리터의 물을 마시면 피부가 촉촉해져서 있던 주름도 짝 펴질 것이다. 수시로 물통을 가까이에 두고 살자. 또한, 똑바로 누워서 자야 얼굴이 붓지 않고 주름이 생기지 않는다고 한다. 항상 모든 질병과 피부의 적은 스트레스이다. 스트레스를 관리해야 면역체계가 건강해져 피부도 건강하다. 피부는 오장육부 중 폐와 대장의 영향을 많이 받는다. 건강한 피부를 위해 이너뷰티 오장육부를 건강하게 유지하자. 균형 잡힌 식단과 비타민 A, C, E, 필수지방산이 풍부한 식단을 구성해 피부 건강을 유지하자. 정기적으로 힐링도 되고 휴식도 되는 마사지를 받는 것도 좋은 팁이다.

# 5색 컬러푸드로
# 건강 더하기

최근에 음식에도 컬러 바람이 분다. 칼국수 집에 갔는데 칼국수 색이 붉은색, 파란색, 주황색, 노란색, 흰색 등 5색으로 찬란하게 나오는 게 아닌가. 녹차 아이스크림 정도는 흔하게 보아 왔는데 칼국수까지 미각뿐 아니라 시각으로 우리를 즐겁게 한다. 음식에는 천연색소가 들어 있다. 일명 피토케미컬(Phytochemical)이라는 카로티노이드와 플라보노이드 등을 함유하고 있다. 이런 식물성 화학물질은 식물의 독특한 맛, 향, 색깔을 부여하며 외부 자극으로부터 자신을 보호하기 위해 스스로 방어물질을 만들어낸다. 이것은 우리 몸에서 활성산소를 막아주는 항산화 작용을 해 노화 지연 및 항암효과 등을 낸다.

동양의학에는 음양오행이라는 다섯 가지 색깔과 맛, 그리고 오장육부의 건강이 서로 밀접한 관계를 맺고 있다. 청색·적색·황색·백색·흑색의 다섯 가지 색깔은 신맛·쓴맛·단맛·매운맛·짠맛의 다섯 가지 맛과 간장·심장·비장·폐장·신장의 다섯 가지 장부의 기능과 밀접한 연관이 있다고 보는 것이다. 예를 들면 동양의학에서는 흑색은 신장과 짠맛과 연관이 되어 있다고 본다. 짠맛이 나는 염분을 많이 섭취하면 신장의 혈압 조절 기능에 무리를 주어 혈압이 올라간다. 또한, 검은콩이나 검은깨 같은 검은색 식품은 신장 기능을 보충하는 작용을 한다고 연관 지어 보는 관점이다. 자기가 부족한 장기가 있으면 그 장기에 해당하는 음식을 먹어 부족한 장기의 기능을 보완하는 개념이다. 그럼 다섯 가지 색깔과 음식을 연관 지어 설명하고자 한다. 오행에 관련된 색깔과 음식은 너무 많지만, 노화 방지와 관련 있는 몇 가지만 알아보고자 한다.

첫째, 청색에 해당하는 음식이다. 오행으로 보면 목(木)에 해당하며 간장의 기능과 연관이 있다. 음식으로는 녹차, 대나무, 매실, 브로콜리, 오디, 소나무, 시금치, 알로에, 올리브, 클로렐라 등이 있다. 오디는 암뽕나무 열매로 한약재로 '상심자'라고 부른다. 부족한 혈액과 진액을 보충하는 약재로 당뇨로 갈증이 심하거나 음혈(陰血) 부족으로 어지럽고 잠을 쉽게 자지 못할 때 효과가 있다. 오디에서 추출한 C3G라는 물질이 노화를 억제하는 효과가 탁월하다는 연구 결과도 있다. 오디 효소를 만들거나 술로 담가 먹는데, 항노화 효과로 흰머리가 검어진다고 한다. 노인성 변비, 남성의 발기부전, 여성의 음혈 부족에 좋은 효과가 있다. 여성은 40대가 지나면서 몸의 혈액이나 진액이 부족해지면서 피부가 주름이 지고 수분량이 떨어진다. 노화로 진액이 부족해지기 때문이다. 오디의 수확철은 5~6월이다. 이즈음 설탕과 오디를 1:1로 섞어 유리병에 담아 오디 효소를 담가 진액을 희석해 회춘의 주스로 이용해 보자.

둘째, 흑색에 해당하는 음식이다. 오행으로 보면 수(水)에 해당하며 신장의 기능과 연관이 있다. 음식으로는 검은깨, 검은콩, 다시마, 버섯, 숯, 오골계, 장어, 칡, 포도, 토종흑염소 등이 있다. 대표적으로 검은콩과 칡에 대해 알아보자. 흑색 음식은 신장으로 들어가 신장 기능을 보해 주므로 정력을 강화하고 젊어지게 하는 효과가 있어 지금도 자양강장제로 활용되고 있다. 검은콩은 껍질에 있는 안토시아닌 색소 때문에 항산화 효과가 크다. 폐경기 여성의 골다공증을 예방하고 갱년기 증상을 없애 주기도 한다. 폐경기가 되면 여성호르몬인 에스트로겐이 떨어진다. 그로 인해 골다공증, 안면홍조, 상열감[上熱感: 상체에 열이 있거나 열증(熱證)이 있는 듯한 느낌이 있는 증상], 우울증, 폐경으로 인한 허탈감 등 다양한 증상이 나타난다. 검은콩은 식물성 에스트로겐인 아이소플라본 성분이 다량 함유되어 있다. 혈액순환을 촉진하고 몸을 따뜻하게 해 준다. 검은콩을 섭취하면 냉증은 물론 생리통, 생리불순까지 없어진다. 게다가 노폐물 배출과 지방을 분해하는 효과가 있어 다이어트에 도움이 된다. 검은콩의 천연 토코페롤은 피부를 탄력 있게 해 주며 자외선으로 인한 기미 및 주근깨를 없애 주는 등 피부 미용과 노화 방지에도 효과적이다. 여성뿐만 아니라 신장 기운이 허약해서 성욕이 없고 정력이 약하며 정자의 활동성이 떨어진 남성이 검은콩을 먹으면 정력이 왕성해지고 정자도 많이 생성된다. 검은콩의 단백질에는 제니스틴, 사포닌 등을 포함해서 항암 성분이 있다. 그 밖에도 약물을 해독하고 부종을 내리며 콜레스테롤을 떨어뜨려 준다. 두뇌 발달에 도움이 되는 DHA도 풍부해 머리를 좋아지게 하고 노인성 치매도 예방한다. 콩가루를 요구르트나 꿀에 섞어 얼굴에 팩을 하면 기미, 주근깨에 효과가 있다.

흑색에 해당하는 두 번째 음식은 칡이다. 칡뿌리를 '갈근'이라 하는

데 진액을 보충해 주고 갈증을 해소해 준다. 술독을 풀어 주고 땀을 내서 열을 내려 주어야 할 때 좋다. 얼굴이 붉으며 초기 감기로 오한이 나고 머리가 아프고 뻐근할 때 진액을 피부로 보내고자 할 때 주로 처방하고 있다. 《동의보감》에는 칡뿌리와 칡꽃이 술독뿐 아니라 모든 독에 대해서 해독작용이 있는 것으로 기록되어 있다. 최근 칡에는 식물성 에스트로겐이 대두의 30배, 석류의 620배 이상 함유되어 있어 갱년기 증상 완화에 좋은 영양제로 잘 알려져 있다. 또 피부에 좋은 콜라겐 생성을 활성화해 주는 레티놀, 철분, 비타민 등 다양한 성분이 함유되어 있다.

셋째, 적색에 해당하는 음식이다. 오행으로 보면 화(火)에 해당하며 심장의 기능과 연관이 있다. 음식으로는 고추, 녹용, 대추, 복분자, 사과, 석류, 영지버섯, 토마토, 홍삼 등이 있다. 녹용은 수사슴의 머리에서 한창 성장 중인 뿔로서 혈관, 신경, 뼈 등에 관련된 성장인자를 함유하고 있다. 《동의보감》에 "녹용은 허약하고 몸이 여위고, 팔다리와 허리 및 등뼈가 아픈 것을 치료하며, 남자의 신기가 허하고 냉하여 다리와 무릎에 힘이 없는 것을 보하고, 유정과 하혈을 치료하며 태아를 안정시키는 효과가 있다."라고 했다. 청소년의 성장을 촉진하고 림프구의 혈중 농도를 높여 면역력을 증강한다. 많은 양의 호르몬이 함유되어 있어 남성의 발기부전이나 여성의 불감증에 효과가 있다. 여성의 경우 빈혈이나 월경과다, 월경단축, 백대하, 산전 산후 자양강장제, 유산 방지, 골다공증, 허리나 척추의 통증 등 다양하게 처방되고 있다.

대추는 진정작용이 있어 불안증, 우울증, 스트레스, 불면증, 여성의 히스테리를 다스리는 데 '천연 신경안정제'로 많이 이용되고 있다. 가정에서 밤에 잠이 잘 안 올 때나 직장 내에서 스트레스가 심할 때 대추차를 먹으면 도움이 된다. 또한, 여성 갱년기 증상으로 외음부의 분비액이 줄어들 때 진한 대추차가 도움이 된다고 한다.

복분자는 남성의 양기가 약해졌을 때 나타나는 냉습, 조루, 정력 감퇴, 발기부전 등의 생식기 증상 및 빈뇨증, 야뇨증 등의 비뇨기 증상을 치료하는 데 효과적이다. 여성의 경우 불감증이나 자궁이 약해서 생기는 불임증, 야뇨증 등에 사용한다. 복분자는 폴리페놀 성분이 다량 함유되어 있어 노화를 억제해 준다. 또한, 과로로 지친 간을 보해서 눈을 맑고 밝게 해 주므로 신경쇠약으로 인한 시력 감퇴와 야맹증에 좋다. 안토시아닌 색소가 눈의 피로 해소, 당뇨병, 노화 억제, 기억력 향상 등에 효과가 있다. 머리털이 세지 않게 할 뿐만 아니라 흰 머리카락을 검게 만드는 데 효과가 있다고 한다. 복분자는 남자뿐 아니라 남녀노소 모두에게 좋은 식품이다.

넷째, 황색에 해당하는 음식이다. 오행으로 보면 토(土)에 해당하며 비장과 위장의 기능과 연관이 있다. 음식으로는 꿀, 호박, 당근, 된장, 밤, 생강, 잣, 청국장 등이 있다. 벌꿀은 예로부터 불로장생의 영약으로 인정한 자연식품이다. 피로 해소, 노화 방지, 정력 증강, 항암 효과가 있다고 알려져 있다. '피부 비타민'이라는 니코틴산이 함유되어 있어 마사지하면 피부에 윤기를 주며, 거칠어진 피부나 기미 등에 효과가 있다. 벌집에서 추출되는 프로폴리스는 39종의 박테리아 중 29종에 대해 강한 항균 작용을 한다. 화상이나 습진과 같은 피부질환에 대한 항염증 작용이 있어 '천연 항생제'라고 부른다. 유해 활성산소를 억제해 노화 방지에도 효과가 있다. 우리 집에 벌꿀과 프로폴리스는 가정상비약처럼 갖춰져 자주 사용한다. 특히 프로폴리스는 피부 문제나 구내염이 생겼을 때 한두 방울 스포이트로 직접 섭취한다.

다섯째, 백색에 해당하는 음식이다. 오행으로 보면 금(金)에 해당하며 폐와 대장의 기능과 연관이 있다. 당귀는 여성들을 위한 약재 중 성약으로 꼽힌다. 혈을 보하는 데는 단연 당귀다. 당귀는 피를 만들어 보충하는 효과가 뛰어나서 산후 회복, 갱년기 장애, 산후 빈혈, 혈액순환 장애, 심장 허혈성으로 인한 가슴 두근거림 등에 탁월한 효능이 있다. 당귀는 혈액순환을 촉진해 뭉쳐 있는 혈액 즉 어혈을 제거하고 통증을 제어하는 효과가 있어 교통사고나 격렬한 운동으로 입은 타박상에 이용된다. 여성 피부를 윤택하게 해 주는 효과가 있어 입욕제로 사용하면 혈액순환이 잘되고 신경이 안정된다. 평소 피부 안색이 안 좋고 생리통이나 월경 주기가 불규칙하거나 갱년기에 접어든 여성은 당귀차를 이용해 보자.

나이가 들어감에 따라 기능이 약해지는 장부를 보완해 주는 음식을 선택해서 먹어 준다면 그것들이 부족한 오장육부에 들어가서 젊음과 건강을 되돌려 줄 것이다.

# 06

# 나만의 취미로 스트레스를
# 해소하라

직장인들은 이래저래 스트레스가 많다. 워킹맘이라면 직장과 가정 두 마리의 토끼를 잡기 위해 고군분투하다 보니 스트레스가 두 배가 아닌 그냥 무한대이다. 30대를 보면 육아에 허덕이고, 40대는 아이 학업과 직장 때문에 스트레스를 받는다.

스트레스는 자연스러운 것이며 때로는 공포를 유발하거나 감당하기 힘든 상황에 대해 몸이 반응하는 적절한 방식이다. 환경과 생활방식이 저마다 크게 다르듯이 사건과 상황에 대해 개인이 느끼는 스트레스의 수준도 천차만별이다. 우리는 일상에서 직업적, 경제적 어려움, 미래의 불확실성, 건강 문제, 가족 문제, 무력감, 낮은 자존감, 중요한 사람이나 애착 대상에 대한 상실감 등 어려운 상황에 맞닥뜨리면 스트레스를 받는다. 경험에 의하면 '스트레스 총량의 법칙'처럼 한쪽에서 스트레스가 줄어들면, 다른 한쪽에서 스트레스가 증가하는 것이다. 가령 경제가 안정되면 인간관계가 틀어지고, 인간관계가 안정되면 자식이 속을 썩이는 식이다.

　우리의 목표는 '스트레스 감소'라는 말보다는 '스트레스에 대응'이란 말이 더 적절할 것이다. 예를 들면 과거에는 맹수를 만났을 때 생사를 위협받는 긴박한 상황에서 싸울 것인지, 도망갈 것인지 결정하는 반응에 작용했다. 현대에는 직장이나 사회가 맹수가 있는 정글이 될 수 있다. 그러므로 생존에 절대적으로 필요한 반응이다. 스트레스를 받으면 교감신경이 자극되어 심장을 더 빨리 뛰게 만들고 혈압과 혈당을 올리며, 혈류의 방향을 말초에서 중앙으로 집중시킨다. 코르티솔의 수치를 높인다. 교감신경이 흥분된 만성적 과잉 자극은 만성질환 즉 부정맥, 고혈압, 대사이상, 내분비계, 면역계, 소화계, 불안과 수면장애 등에 영향을 미치며 노화를 촉진한다.

　오늘도 심장이 뛰고 호흡이 가빠지고 손발은 차고 소화는 안 된다면 스트레스 증상이다. 스트레스 관리법을 생각해 보면 명상을 하고 책을 읽고 운동을 하고 뜨개질이라도 해야 할까? 최근 미국 성인 3만 명을 대상으로 8년간 진행한 켈리 맥고니걸의 연구에서 스트레스에 대한 반전의 결과가 발표됐다. 스트레스를 어떻게 생각하느냐에 따라 신체에 해롭기도 하고 이롭기도 하다는 것이다. 즉 스트레스를 어떻게 생각하느냐가 중요하다. 스트레스를 받으면 코르티솔과 DHEA 두 가지 호르몬이 분비되는데 스트레스가 신체에 이롭다는 이론을 주고 실험을 한 결과 몸에 해로운 코르티솔 분비는 변화가 없고, 이로운 DHEA 분비량은 증가했다. '포옹 호르몬'이라 불리는 옥시토신도 분비된다. 옥시토신은 친밀감과 공감의 호르몬으로 접촉 시 친밀하도록 돕는다. 정신적으로 삶이 힘들 때 지지해 줄 대상자를 찾도록 한다. 신체적으로는 심장을 보호하고 심장 세포가 재생되도록 돕는다. 스트레스가 유익하다고 느낀다면 우리 몸은 신체 반응에 영향을 받지 않고 스트레스 회복력을 만든다. 그러므로 이제는 스트레스에 대한 머릿속의 이미지를 긍정적으로 바꾸어야 한다.

스트레스가 무엇이건 이완반응을 실천해 보자. 이완반응은 자율신경계에서 교감신경보다 부교감신경으로 신경 지배가 전환되는 현상을 말한다. 이완반응을 실행하는 방법으로는 호흡법을 시행하거나 요가를 하거나 바이오피드백 훈련을 받거나 애완동물을 쓰다듬어 주는 등 종류는 다양하다. 자신에게 효과적인 방법을 선택하되 규칙적으로 실천해야 교감신경이 지배하는 일상패턴에서 부교감신경이 지배하는 일상패턴으로 전환할 수 있다.

스트레스 대처법이 무엇이냐고 성인들에게 물어보면 휴식, 텔레비전 시청, 운동, 음주 등을 말한다. 그러나 이런 방법은 효율적인 스트레스 대처법이 아니다.

예를 들면 남자들은 하루 동안 쌓인 스트레스 해소법으로 음주를 선택한다. 음주의 문제는 중독성과 독성이 강하다는 점에 있다. 어떤 물질이든 꾸준히 의존하면 남용하기 쉽다. 술을 좋아한다면, 적당히 즐기되 향정신성 약물 없이도 스트레스를 해소할 다른 방법을 찾아야 한다. 텔레비전 역시 수많은 폭력적인 프로그램이 교감신경을 이완하기보다 자극하는 방송이 많다. 휴가 역시도 이완 효과가 있을 수도, 없을 수도 있다. 휴가는 업무에서 받는 스트레스와 다르지만, 신경을 써야 하는 일들이 많다. 휴가 자체가 스트레스를 유발하는 일도 많다. 낯선 환경에 적응하고 여행 일정을 조율해야 한다. 잠자리나 화장실 등 좋은 환경이라도 내 몸이 낯설어서 긴장이 유발될 수 있다. 휴가를 멀리 가지 않더라도 당장 실천할 수 있는 이완법을 소개하려고 한다.

호흡과 병행한 요가이다. 요가는 주요 근육을 모두 펴 주고 탄력을 준다. 스트레스로부터 스스로를 보호하는 효과도 있다. 요가를 해 보니 호흡과 명상과 근육운동, 유연성을 총망라한 운동이다. 나처럼 뻣뻣한 사람들은 필수이다. 특히 앉아서 컴퓨터 작업을 많이 하는 사람들은 항상 목과 허리가 뻣뻣하고 굳어 있다. 굳은 관절을 유연하게 펴 주고 호흡을 통해 스트레스를 이완해 준다. 요가를 하고 오면 확실히 목과 어깨의 긴장도가 풀어지고 머리가 맑아지는 걸 느낄 수 있다. 중요한 건 꼭 호흡을 병행하는 것이다. 업무로 인해 활의 시위처럼 팽팽해진 교감신경이 이완되는 걸 느낄 수 있다.

심호흡법이다. 언젠가 티베트 고승이 "오래 살고 싶으면 천천히 심호흡하라."고 말한 바 있다. 심호흡법은 이완반응을 끌어내는 효과적인 도구이다. 호흡은 교감신경계에서 부교감신경계로 에너지를 전환해 주는 신경계의 강장제이다. 혈압과 심장박동 수를 낮추고, 말단기관과 피부로 혈액순환을 증진한다. 소화를 촉진하고, 산화스트레스를 줄여 주며, 세포 안에 있는 텔로미어의 길이도 유지해 준다.

호흡에서 지켜야 할 일반 원칙은 다음과 같다. 생각날 때마다 호흡을 더 천천히, 더 깊이, 더 편안하게, 더 일정하게 한다. 올바른 호흡법으로 수명을 30~40년이나 연장할 수 있다고 한다.

다음은 신체와 정신을 진정시키는 호흡법이다. '우자이(Ujayi) 호흡법'으로 화가 나거나 스트레스가 쌓였을 때 진정되는 호흡법이다. 이 호흡법은 일상적으로 하는 호흡보다 조금 더 깊게 숨을 들이마시고 코로 힘 있게 숨을 내쉰다. 이때 마치 코를 고는 것처럼 소리가 나도록 한다. 또 다른 방법으로는 숨을 코로 크게 소리 내어 들이마시고, 내쉴 때는 입을 크게 벌리고 '하' 하는 소리와 함께 숨을 내쉬는 것이다. 이 호흡법으로 숨쉬기를 해 보면 혼란스러운 마음이 금방 진정되는 것을 느낄 수 있다. 이 호흡법은 요가를 하거나 일반적인 운동을 할 때 운동 마지막에 하면 몸과 마음도 진정되고 정리된다.

필라테스다. 근력운동으로 인기가 있다. 20세기 초반에 조셉 필라테스가 개발하고 그의 아내 클라라가 발전시킨 필라테스는 주로 무용가들 사이에 인기가 높았다. 필라테스는 특별한 기구를 사용하기 때문에 전문 강사에게 배워야 한다. 필라테스는 올바른 자세를 강조하고, 근력 운동뿐 아니라 스트레칭을 최대한 활용한다. 나는 요통을 예방하고 요추를 지지하는 속 근육을 강화하고 척추를 바로잡고자 필라테스를 시작했다. 해 보니 복근과 하체 근육을 힘을 덜 들이고 단련하는 데 좋다. 필라테스 역시 운동 중 계속 호흡을 병행하는 것이 중요하다.

명상이다. 명상은 정신을 가다듬고 몸과 정신의 안정은 물론 잠재력 발현에도 도움을 주는 효과적인 스트레스 해소법이다. 잠에서 깨어난 뒤 등을 곧게 펴고 편안하게 양반다리를 하고 앉아 15분에서 20분 동안 나의 숨결과 몸 안에서 우러나는 느낌에 집중한다. 낮에도 생각이 날 때마다 몇 분 동안 같은 자세를 반복해서 취한다. 명상은 내부 혹은 외부의 무언가에 집중하는 것이다. 종교의식과 결부될 필요는 없으며, 홀로 할 수도 있고, 집단으로 할 수도 있다. 명상 관련 책을 보거나 관련 모임에 참석하거나, 집중 훈련을 위한 명상 등에서 배울 수 있다.

그밖에도 사우나, 음악 감상, 여행, 연극과 공연 관람 등을 통해 이완과 휴식이 가능하다. 중요한 건 내 팽팽한 신경 줄을 이완시켜 줄 수 있는 취미를 찾는 것이다. 아마도 그건 사람마다 다양할 것이다. 우리는 살면서 좋든 싫든 내 의지와 상관없이 스트레스를 받고 산다. 스트레스에 잘 대응하면서 살아야 노화를 비켜 갈 수 있다. 스트레스 상황은 스트레스 호르몬 코르티솔의 분비를 증가시키며, 결국 만성질환을 유발하고 노화를 촉진한다. 이완법을 실천해서 교감신경의 지배에서 부교감신경의 지배로 전환해야 한다. 이완법은 다양하다. 요가, 필라테스, 호흡법, 명상, 마사지, 사우나, 음악 감상 등 자신에게 맞는 것을 선택하면 된다. 중요한 건 부교감신경을 활성화해 심신이 이완되고 휴식이 되게 하는 것이다.

앞서 말했듯이 스트레스를 받아들이는 태도에 따라 결과도 달라진다. 우리 몸에 이롭다는 생각을 하면 신체적 스트레스 반응이 나타나지 않는다는 결과도 있다. 오히려 신체에 유익한 옥시토신이 분비되어 신체적, 정신적으로 유익하다고 한다. 그러니 스트레스를 해소하거나 스트레스에 대한 시각을 긍정적으로 바꿔 보는 건 어떨까?

# 07

# 독서하며 혼자 있는 시간에
# 브레인 파워를 높여라

"제대로 된 독서는 고독이 줄 수 있는 최고의 선물이다." 헤럴드 블룸이 이런 말을 남겼다. 하지만 요즘 사람들은 고독을 두려워한다. 학생들은 친구나 연애에 엄청나게 많은 시간을 소모한다. 아침부터 일어나서 전화하고 그것도 모자라서 SNS로 끊임없이 소통한다. 잠들기까지 핸드폰을 손에서 한시도 놓지를 못한다. 마치 잠시라도 혼자 되는 시간이 두렵기라도 한 듯 끊임없이 대화하고 소통함으로써 자신이 살아 있는 존재라는 것을 확인한다. 잠을 자는 시간만이 오롯이 혼자만의 시간이다.

예술가 중에는 고독을 잘 극복한 정신력의 소유자가 많다. 헨리 밀러나 7명의 연인이 있었던 피카소 같은 예술가들은 하루도 여자 없이 살수 없을 것 같은 이미지이지만 사실은 고독과 가까운 사람들이었다. 혼자 있는 시간을 어떻게 받아들이고 보내는가는 인생에 커다란 영향을 미친다.

사람들은 어떤 계기로 혼자 있게 되는가? 때로는 실연, 학업, 취업 등 여러 가지 이유로 혼자 고독한 시간을 갖는다. 스스로 선택한 고독의 시간에는 주로 책을 보는 등 새로운 에너지를 만드는 원동력이 생긴다.

독서는 두뇌 안티에이징에 최고의 방법이다. 나이를 먹으면서 기억력이 떨어지고 두뇌의 인지 기능은 쇠퇴할 수밖에 없다. 대부분은 자신의 두뇌 전성기가 이미 지나갔다고 믿는다. 이 얼마나 우울한 생각인가? 기억력이 거의 완벽하다고 혹은 높은 지능지수를 가졌다고 뇌가 건강한 것은 아니다. 그러나 다행히도 문제해결 능력, 큰 개념을 찾는 능력, 창의력 같은 특정 두뇌 기능은 나이가 들어서도 개선할 수 있다는 사실이 과학적으로 증명되었다.

가장 중요한 건 우리 뇌에서 CEO 역할을 하는 전두엽의 기능이다. 고차원적 두뇌 기능을 담당하는 전두엽의 세 가지 주요 과정이 전략적 집중력, 통합적 추론력, 혁신적 사고력이다. 나이가 들면서 기억력은 떨어지지만, 전두엽 덕분에 깊고 폭넓은 관점으로 사고하는 능력은 향상된다. 그렇다면 전두엽의 세 가지 사고력을 점검해 보자.

전략적 집중력이 얼마나 건강한지 판단해보자.
- 당신의 이어폰으로 음악을 듣지 않고도 야외에서 산책이나 조깅을 할 수 있는가?
- 당신의 이메일이나 휴대전화 수신 메시지를 최소한 한 시간 이상 확인하지 않을 수 있는가?
- 당신의 머릿속에서 다른 생각을 하지 않고 대화에만 몰두하는 경우 하루에 몇 명과 대화를 나눌 수 있는가?

뇌를 전략적으로 사용하면 뇌는 입력되는 정보와 출력되는 정보를 신중하게 분류하여 불필요한 정보를 걸러낸다. 예를 들면 한 번에 최소 15분 이상 아무런 방해 없이 핵심 업무를 전략적으로 처리하는 연습을 해야 한다.

통합적 추론력을 점검해 보자.
- 당신은 중요한 일을 끝낸 다음 당신의 견해와 그에 대한 상대방의 반응을 종합적으로 생각해 보는가?
- 당신은 일상적인 모임에서도 활력을 주는 흥미로운 화제를 준비하는가?
- 수신자가 당신의 이메일을 읽어 봐야겠다는 생각을 하게끔 흥미를 끌 만한 제목을 붙이는가?

통합적 추론력을 향상하기 위해 어떤 유형의 정보(잡지, 영화, 책, TV 프로그램, 강연, 설교, 건강검진표, 농담, 이메일 등)에서 추상적인 의미를 통합하고 참신한 아이디어를 찾아내서 변형하는 데 집중적인 노력을 기울여야 한다.

혁신적 사고력을 평가해 보자.
- 당신은 언제나 같은 식당에 가서 음식을 주문하는가?
- 당신은 자신과 견해가 다른 사람이 있다면, 왜 그런 의견을 가지게 되었는지 그들의 입장에서 생각해 보는가?
- 당신은 매일 새로운 행동을 하는가?

혁신은 문제를 해결하기 위해 새로운 아이디어를 창출하고 활용하는 능력이다. 당신이 처한 환경이 어떻게 상상력을 억누르고 고갈시키는지를 살펴본다. 불평하는 대신 잠재적 해결책을 상상하고, 형성하고, 개발한다.

믿기 어렵겠지만 전략적 집중력은 20~30대가 가장 낮고, 통합적 추론력은 65세 이상에서, 혁신적 사고력은 46~65세가 가장 뛰어나다. 나이를 먹을수록 기억력과 순발력은 떨어질 수 있다. 그러나 폭넓은 지식과 경험이 있다. 정신적 활력을 유지하여 전두엽의 능력을 강화하여 정신적 생산성을 높일 수 있다. 젊은 나이에는 획득하기 어려운 능력이다. 전두엽의 뛰어난 기능은 지적 역량으로 이어진다. 가장 쉬운 방법의 하나가 독서이다. 우리가 복잡한 사고나 의미 있는 활동에 오랫동안 적극적으로 참여할수록 뇌는 더욱 활성화되고 인지 저장고의 용량이 커진다. 우리는 90세 이상 살 가능성이 크다. 하지만 당신의 뇌 수명이 신체 수명을 따라갈 수 있을까를 걱정해야 한다. 그동안 뇌를 빈둥거리게 내버려 두어도 안 되지만, 너무 뇌를 혹사해도 안 된다. 신체기능만 훈련해 통장 잔액만 쌓을 것이 아니라 뇌 기능 향상을 위해서 꾸준히 훈련해야 한다. 다음은 전두엽의 기능을 향상하는 브레인 파워 전략이다.

전략적 집중력을 높이기 위한 브레인 파워 전략은 깊이 생각하거나 복잡한 문제를 해결해야 할 때 잠시 휴식을 이용하는 것이다. 마음을 안정시켜 뇌의 에너지를 되찾고 새로운 해결책을 찾도록 노력한다. 짧은 시간이라도 한 번에 한 가지 일만 수행한다. 멀티태스킹보다는 연속적인 일 처리가 바람직하다. 날마다 반드시 처리해야 할 일 두 가지를 선택하여 우선순위에 따라 단계적으로 수행한다. 매일 가장 집중이 잘

되는 시간의 대부분을 두 가지 중요한 일을 하는 데 쓰라. 휴식이나 정신적 변화가 필요할 때는 중요도는 떨어지되 그날 완성해야 하는 일을 처리한다. 급한 일이 아닌 중요한 일을 우선으로 집중해서 처리하는 것이 중요하다. 가장 중요한 건 무엇을 기억하고 무엇을 버려야 할지를 잘 판단하는 일이다.

통합적 추론력을 높이기 위한 브레인 파워 활용법은 카메라 줌 기능을 사용하는 것과 비슷하다. 어떤 사물이나 문제를 가까이 보는 것 즉 세부 정보를 자세히 아는 것이다. 현재 나에게 필요한 지식이 무엇인지 파악하고 정보를 수집한다. 다음 그 문제를 좀 더 멀리 보는 것 즉 전략적으로 사고하는 것이다. 큰 아이디어와 다양한 관점, 폭넓은 주제를 찾는다. 깊고 넓게 보기, 즉 의미를 추출하고 문제를 통합하여 지식을 심오하고 폭넓게 적용한다. 통합적 추론력이 강한 사람들은 특정한 세부 내용을 충실히 기억하기보다는 큰 방향만을 기억하려는 경향이 강해진다.

혁신적 사고력을 높이기 위한 브레인 파워는 상상력을 이용한다. 무궁무진한 가능성을 이해하고, 이질적인 아이디어들을 결합하여 다양한 개념과 해결책을 제시한다. 실패를 겪어도 좌절하지 않는 끈기는 창조력을 증대시키는 원동력이다. 실수를 재구성하여 교훈을 얻고 변화를 추구하며 뇌를 자동 조종 모드로 바꾸지 말라. 언제나 호기심을 유지하고 미지의 것을 추구한다.

혼자 있는 시간에는 독서를 하며 전두엽의 브레인 파워를 높여 보자. 100세 수명을 바라보는 시대에 신체 훈련만큼이나 뇌의 안티에이징이 중요하다. 뇌의 노화로 기억력과 순발력은 떨어져도 독서를 통해 문제

해결력이나 창조력은 높일 수 있다. 도서관이나 서점을 자주 들러서 시선을 끄는 책이 있다면 한 권 구매해 보자. 전두엽의 브레인 파워를 활용하여 책에서 나오는 에너지를 흡수하자. 고전을 보면 시대를 초월하여 세상을 떠난 선인들과 소통하며 지혜를 전수받을 수 있다. 위로가 필요할 때 혹은 반짝이는 아이디어가 필요할 때 선인들이 정답을 짚어 알려 준다. 소설《바람과 함께 사라지다》에서 스칼렛 오하라는 "내일은 또 내일의 태양이 떠오른다."며 낙심한 나에게 희망을 주기도 한다. 또한, 인간관계에서 갈등으로 힘들어할 때《손자병법》은 싸우지 않고 이기는 법을 알려 준다.

# 08

# 결과에 집착하지 말고
# 내려놓는 연습을 하라

우리가 평소 하는 말 중에 이런 게 있다. "지금 무언가를 바꾸기에는 나이가 너무 많아." 혹은 "그 사람은 너무 고정된 사고방식을 가지고 있어." 혹시 이런 말을 하거나 듣고 있진 않은가? 이런 말을 듣고 있다면 사고의 유연성과 창조성을 잃어 가고 있는지 한번 자신을 되돌아봐야 한다.

베딕의 이론에 의하면 우주 안에는 세 가지 근본적인 힘이 있다고 한다. 창조, 발전, 변화의 힘이다. 어린아이 때나 사춘기를 겪을 때는 유연성과 창조력이 많다. 그 어린 시절의 뇌의 행동 방식은 지속해서 성장하고, 적응하며, 변화하고, 발전하는 것이다. 흔히 사춘기보다 더 무서운 중2병이 있다고 한다. 중2 아이들을 보면 감정 변화가 어찌나 변화무쌍한지 금방 화를 내고 울었다가 바로 깔깔대고 웃는다. 마음속에 호르몬과 에너지가 분출하는 활화산처럼 거침없고 끊임없이 변화한다. 반면에 나이를 먹어 감에 따라 안정에 대한 욕구가 강해진다. 새로움을 두려워하고 변화를 싫어하는 것이다. 지금 가슴에 손을 얹고 자신을 돌아보라. 만약 새로움과 변화를 두려워한다면 마음의 노화가 시작되고 있다는 증거이다. 즉 마음이 유연성과 창조성을 추구하느냐 아니냐가 젊음과 노화를 가른다.

코카서스 마을이나 일본 오키나와 등 장수마을을 연구한 결과 공통적인 행동 유형이 있었다. 어떤 문제든 특별히 집착하지 않고 쉽게 화내지 않는다. 분노, 실패, 불안, 돈 걱정 등 마이너스적 사고에 얽매이지 않고 좋지 않은 생각은 즉시 잊어버린다. 사회와 주위 사람들에게 자신에 대한 불평과 불만이 적고 매일 '행복하다.'라고 느끼며 살아간다. 특히 정신적으로 사람이건 물질적인 것이든 집착하지 않는 유연성과 자기 회복성이 강하다.

나도 성격적으로 변화와 새로운 도전을 좋아하고 사고도 유연하다. 낯선 여행을 좋아하고 타인의 이해 못할 행동이나 생각을 그런 대로 잘 이해하고 받아들인다. 학생들을 잘 이해하고 우리 아이의 중2병도 잘 받아들였는지도 모른다. 남들이 주는 스트레스나 다른 사람들의 비판에 둔하기 때문인지 몰라도 스트레스를 잘 안 받는 성격이다. 정말 느긋하고 모든 일을 긍정적으로 생각한다. 가족들도 모든 일을 긍정적으로 해석하는 비상한 능력을 갖췄다고 말한다. 그래서 험한 세상 살기 힘들 거라며 조심하라는 말을 어릴 때부터 듣고 살았지만 이제까지 험한 일을 당한 기억이 별로 없다. 아니, 기억력이 나빠서 기억하지 못할지도 모른다.

고대에서는 죽음을 유연성 상실에 대한 영혼의 반응이라고 보았다. 사람이 경험에서 나오는 에너지와 정보를 적절히 받아들일 수 있는 유연성과 창조성을 잃으면 영혼이 인큐베이션의 단계로 들어가 결국 죽음을 맞이한다고 보았다. 그러므로 의식 속에서 유연성과 창조성을 계발하면 항상 새로워져서 노화 과정을 되돌릴 수 있다.

유연성의 핵심은 모든 것을 기꺼이 놓아 줄 줄 아는 마음이다. 세계 장수마을 사람들의 특징에서 보았듯이 그들은 불가피한 도전에 직면했을 때 놀라운 유연성과 신속한 회복력을 보인다. 어떤 시련이나 상실에도 무너지지 않고 그 역경을 슬기롭게 이겨 내며 살아간다. 스트레스를 받는 것이 아니라, 그저 물 흐르듯이 과거 속으로 유유히 흘려보낼 줄 아는 여유와 지혜를 가졌다. 또한, 그들은 사소한 문제에 얽매이지 않고 그것을 떨쳐내며 건강하게 자기 삶을 즐긴다. 또한, 자신에게 일어난 일을 처리하되 결코 스스로 해를 남기지 않는다. 이를 아유르베다에서는 '강한 소화력의 신호'라고 한다. 여기서 '소화력'이라는 표현은 단지 음식을 소화할 줄 아는 능력뿐만 아니라, 인생의 모든 경험을 자연스럽게 소화해 내보낼 수 있는 능력을 가리킨다. 즉 소화력이 강하면 몸과 정신에 그 어떤 흔적을 남지도 않은 채 삶의 모든 경험을 소화할 수 있다. 따라서 강한 소화력은 오래도록 건강한 사람들의 중요한 특징이다. 하지만 이러한 것들에 집착하고 결과를 받아들이지 못하면 긴장과 스트레스를 받고 노화를 가속하게 된다.

집착은 무엇에 대한 집착인가? 그것은 과거에 대한 집착이며, 예측 가능한 결과에 대한 집착이다. 대부분의 사람들은 사회적 지위나 물질적 소유에 집착한다. '내가 돈이 더 많았더라면, 내가 좀 더 멋진 직업을 가졌더라면, 내가 좀 더 열정적인 관계를 맺었더라면 지금쯤 더 행복하고 안정된 삶을 살고 있을 텐데…….' 이러한 생각으로 과거에 초점을 맞추고 집착을 한다. 20대는 사랑의 열병을 앓는다. 사랑을 소유라고 생각하고, 사람의 마음마저 소유하려고 집착한다. 에리히 프롬의 저서 《소유냐 존재냐》를 보면 사랑은 사람을 소유하는 것이 아니라 존재로서 인정하는 것이다. 존재의 양식으로 서로의 관심이나 사랑을 경험하는 것이다. 사랑은 능동적으로 서로의 존재를 긍정하고 누리는 그 자체이지 소유가 아니다. 돈, 사회적 지위, 소유물, 직함은 안정의 필요조건은 될 수 있어도 충분조건은 될 수 없다.

진정한 안정은 마음속에서 '모든 것을 놓아 줄 수 있을 때' 생긴다. 아이러니하게도 진정하고 영원한 안정은 불확실성의 지혜를 받아들일 때 생긴다. 불확실성을 받아들이는 것은 자기 내면의 호기심과 변화에 대해 수용하고 받아들이는 것이다. 그리고 특정 결과에 초연하여 어떤 일이 일어나든 현재로서 이것을 최적의 결과라고 믿고 받아들이는 것이다. 이런 유연성을 가질 때 당신의 노화를 되돌리고 어린아이 같은 젊음을 유지할 수 있다. 사실 좀 어려운 말이다. 변화에 적응하며 이를 불만 없이 받아들일 때 노화를 되돌릴 수 있다는 이 같은 사실을 이해하겠는가?

나는 예전부터 콘서트와 공연을 좋아하고 많이 보러 다녔다. 물론 지금도 좋아한다. '방탄소년단'의 열광적 팬인 딸은 팬 카페에 가입해서 콘서트나 팬 미팅에 빠지지 않고 다닌다. 그런데 딸아이가 '지민'이를 유난히 좋아하다 못해 그 친구에게 시집을 가고 싶다는 것이다. 웃음이 나왔지만 "그래, 공부도 열심히 하고 예쁘게 커서 지민 오빠한테 한번 가 봐." 하고 격려해 줬다. 딸아이는 방탄소년단이 TV에 나오면 열정적인 팬이 되어 두 손을 들고 야광 봉까지 흔들어 댄다. 딸 얘기를 하는 건, '카르페 디엠(Carpe diem: 현재를 잡아라)'에 대해 말하고 싶어서다. 아이들은 현재에 초점을 맞춰 현재에 충실하고 현재를 즐긴다. 성인들은 과거에 집착하고 미래를 걱정하느라고 진정 현재에 집중하지 못하고 즐기지 못한다. 우리가 느끼는 기쁨, 절망, 좌절, 질투, 황홀 등은 나의 소유가 아닌 인류 역사가 시작된 이래 모든 사람이 경험했던 감정들이다. 불교에 "어떤 것도 내가 되거나 나의 소유가 되어서는 안 된다."란 말에는 삶의 모든 스트레스는 집착이나 혐오에서 비롯된다는 것이다. 당신이 그 어떤 것 즉 물질적인 것이나, 지위나, 관계든 상관없이 집착한다면 노화는 가속화된다. 또한, 상실이나 지배력이나 인정받지 못하는 그것에 대해 두려움이 생기면 신체는 심각한 스트레스를 받아 노화 과정은 가속화될 수밖에 없다. 따라서 젊어지기 위해서는 이런 두려움을 있는 그대로 놓아 줄 수 있어야 한다.

유연성이라는 자동차를 바꿨다면 이제는 창조력이라는 연료를 교체해야 한다. 그러면 정말 속도감 있게 잘 나갈 수 있다. 유연성과 창조력은 서로 불가분의 관계이다. 창조력은 하나의 사고방식에서 완전히 새로운 사고방식으로 건너뛰는 불연속적 패러다임의 전환 같은 것이다. 인간은 본래 창조적인 존재이다. 어린 시절에는 풍부한 상상력으로 끊임없이 창조적인 활동을 해 왔다. 해변에서 모래성을 쌓거나 학교에서 상상화를 그리기도 했다. 무엇이든 내가 원하는 대로 되는 줄 알았다. 하지만 나이가 들면서 상상력은 떨어지고 새로운 것을 만들고 끌어내던 창조력은 조금씩 사라졌다. 구태의연한 습관과 생각에 얽매여서 새로운 창조는 꿈도 꾸지 않는다. 그렇다고 피카소처럼 위대한 창작 활동을 하라는 얘기가 아니다. 다만 구태의연한 습관을 깨고 새로운 생각과

시도로 작은 일탈을 해 보자는 얘기다. 예를 들면 자주 먹는 단골 음식점에 가지 말고 다른 것으로 바꿔 먹는다든지, 매일 가는 출근길을 다른 길로 돌아가 본다든지 하는 것이다. 평소 입는 스타일이 아닌 전혀 다른 스타일의 옷을 입어 보거나 즐겨 듣던 음악 대신 다른 장르의 음악을 들어 본다. 혹은 아이가 좋아하는 아이돌 음악에 빠져 본다. 새로운 모임에 나가서 새로운 사람들을 만나 대화를 나눈다. 평소 즐기지 않았던 분야의 책을 본다. 전혀 다른 분야의 강의를 들어 본다. 새로운 운동을 시도해 보거나 댄스를 배워 본다. 낯선 곳에 나를 내던져 적응하게 해 본다. 나 자신을 새로움이라는 낯선 바다에 내보내 적응하게 해 보라. 그것만으로도 새로움에 자극받아 창조력 지수가 상승할 것이다.

우리는 이미 유연성과 창조력을 가지고 태어났다. 과거에 집착하고 미래를 두려워하면서 안정성을 추구하다 보니 유연성과 창조력을 잃어 가고 있을 뿐이다. 집착과 두려움이 많아질수록 우리는 스트레스를 받고 노화는 더욱 가속화된다. 어릴 때 가지고 있던 유연성과 창조력을 실행할 수 있을 때 더욱 젊어지고 유연해지며 어떠한 상황에서도 적응할 힘이 생긴다는 사실을 기억하라!

# 09

# 스트레스를 모르는
# 긍정주의자가 돼라

솔로몬 왕이 3000년 전 잠언에서 "그 어떤 것보다 마음을 잘 간직하라. 인생의 모든 문제는 마음에서 비롯된다."고 했다. 인생의 목표는 몸과 마음이 건강한 상태에서 행복하게 사는 것이다. 건강이란 육체만의 문제가 아니다. 육체와 정신이 조화롭게 건강해야 한다. 그러므로 마음을 긍정적으로 잘 유지하는 것이 인생을 잘 사는 열쇠일 수 있다. 복잡한 현대사회에서 크건 작건 스트레스 상황에서 자유로운 사람은 아무도 없다. 스트레스는 신체와 정서에도 영향을 미쳐 인생의 즐거움과 사랑하는 사람들과의 관계에서 얻을 수 있는 기쁨을 앗아 간다. 그래서 스트레스를 잘 치유하는 것이 젊고 건강하게 사는 비결이다.

스트레스는 생각보다 우리의 건강과 정서까지도 좌우한다. 어찌 보면 스트레스를 잘 치유하는 것이 인생에 성공하는 지름길이다. 연구 결과를 보면 질병과 증상의 95%는 스트레스가 원인이다. 가장 대표적인 질환인 암이나 고혈압, 뇌졸중 등 만성질환의 원인이 스트레스다. 질병뿐인가? 성공에 영향을 미치는 인간관계, 수행능력문제 등 정서적인 문제에도 스트레스가 관여되어 있다.

'지금은 에너지 시대이다.' 이게 무슨 뚱딴지같은 소리냐고 할 것이다. 아인슈타인은 "모든 물질은 에너지다."라고 말했다. 또 다른 과학자들은 "살아 있는 모든 유기체는 에너지 장을 내보낸다. 질병은 에너지장을 평가해서 진단하고 예방해야 한다. 에너지를 생각지 않고 인간을 치료하는 것은 물건을 치료하는 것"이라는 말을 한다. 따라서 건강 문제를 근본부터 치료하려면 에너지 문제에 관심을 두고 해결해야 한다.

난 과거 아이가 태어났을 때 수술실에서 막 태어난 핏덩이 아이를 가슴에 안고 너무 감격스러웠다. 아이에게 좋은 롤모델이 될 수 있는 엄마가 되고 싶었다. 그 후 운동도 일도 의욕에 넘쳐서 했던 경험이 있다. 정말 기분이 너무 좋아서 에너지가 펄펄 넘친다는 표현이 적절할 것이다. 우리 눈에는 보이지 않지만, 사람이 본래 가지고 있는 에너지장 혹은 에너지가 느껴진다. 어떤 사람에게서는 선한 에너지가 느껴지고 또 어떤 사람에게서는 악의가 느껴지기도 한다. 또한, 각기 사람이 가진 에너지 레벨이 달리 느껴지기도 한다. 그래서인지 유독 어떤 친구와는 에너지 레벨이나 코드가 맞는 사람이 있는가 하면 노력해도 맞지 않는 사람도 있다. 똑같은 스트레스 상황이라도 받아들이는 사람에 따라 질병으로 나타날 수도 있고 아닐 수도 있다. 각자 가지고 있는 에너지 수준이 다르기 때문이다.

알렉산더 로이드의 저서 《힐링 코드》에 의하면 스트레스의 원인은 불충분한 에너지의 문제라고 한다. 건강을 지배하는 건 마음의 문제이다. 우리의 마음을 지배하는 건 무의식과 잠재의식이다. 모든 기억은 에너지로 저장되어 이미지로 재생된다. 그리고 기억의 90%는 무의식 속에 저장되어 있다. 마음의 문제는 파괴적인 에너지 진동수와 공명하여 스트레스를 유발한다고 한다. 기억, 믿음, 마음이 몸의 생리를 지배한다. 잘못된 믿음은 일어나지 말아야 할 몸의 스트레스 반응을 일으킨다. 스트레스 반응은 거의 모든 질병과 증상을 일으킨다. 또한, 세포를 차단해서 면역체계를 무력화시킨다. 그러므로 이런 문제를 해결하기 위해서는 스트레스를 치유해야 한다. 스트레스를 치유하기 위해서는 잘못된 기억을 치유해야 한다. 이때 엄청난 힘이 우리 마음 안에 있으며, 믿음이 그 일을 할 수 있다. 의학에서 말하는 '플라시보 효과'를 알고 있을 것이다. 사람이 설탕 가루를 먹고도 기적의 약이라고 믿으면 실제로 원하는 효과가 나타난다. 또한 '노시보 효과'는 가짜 약을 주면서 약의 부정적인 효과에 대해 알려 줬을 때 실제로 환자들이 부정적인 효과를 경험한다는 것이다. 이것이 믿음의 효과이다.

믿음의 힘을 입증하는 연구 결과는 무수히 많다. 진실로 믿으면 현실이 바뀐다. 양자물리학자들은 "미래의 의학은 몸의 에너지를 통제하는 데 기반을 둘 것이다.", "인체의 화학작용은 양자 세포 장에 의해 지배된다."고 말한다. 이 말이 점점 현실로 다가오고 있다. 우리가 가진 스트레스를 치유하기 위해 먼저 해야 할 일은 긍정적 상황을 시각화해서 상상하는 것이다. 아침에 침대에서 오늘 하루 나에 대해 긍정적 상상을 한다. 정신의학자 호킨스는 평화, 기쁨, 사랑 등을 느낄 때 가장 많은 에너지가 흐르고, 수치심, 죄책감, 무관심 등을 느낄 때 가장 적은 에너지가 흐른다고 분석한 바 있다.

또 다른 실험을 보자. 하트매스 연구소는 수년간 전 세계인들을 대상으로 최고의 보완 대체임상연구를 시행해 왔다. 연구자는 사람의 DNA를 검사 튜브 안에 넣고 실험 대상자들에게 손으로 그 튜브를 들고 고통스러운 생각을 하라고 요청했다. 즉 파괴적인 기억을 떠올리라고 지시했다. 대상자들은 요청에 따랐고 연구자들은 검사 튜브의 DNA를 꺼내 검사했다. DNA는 말 그대로 손상되어 있었다. 다음에는 같은 DNA를 다시 튜브에 넣고 대상자들에게 튜브를 손에 들게 한 후 이번에는 기분 좋고 행복한 생각을 하라고 요청했다. 연구자들이 DNA를 꺼내 검사한 결과 DNA가 치유된 것을 발견했다. 우리가 가진 생각의 위력은 이처럼 대단하다. 만성 통증과 그 밖에 다양한 질병은 무의식 속에 억압된 화와 격렬한 분노가 원인이라고 주장한다. 그렇다고 실망할 필요는 없다. 우리에게 다양한 해결책이 있으니 희망이 보인다. 우리가 가진 생각 특히 무의식과 잠재의식을 긍정적으로 변화시키는 방법은 다음과 같다.

월트 디즈니의 '스토리보딩'이라는 상상력 과정이 있다. 그는 회사에서 '스토리보딩'이라고 하는 상상력을 구조화하는 과정을 만들었다. 스토리보딩이란 우선 자유롭게 상상의 나래를 펼친 다음 브레인스토밍한 주제에 대해 뭐든지 머릿속에 떠오르는 대로 적는 것이다. 당신이 원하고 열망하고 구하는 모든 것을 적어라. 제한을 두지 말고 가능한 한 구체적으로 적어라. 보고 맛보고 느끼고 냄새 맡고 만지고 경험하라. 결과를 얻고 실현하기 위해서는 동력이나 에너지가 필요하다. 에너지가 자신의 믿음과 감정이다. 아침에 깨어날 때나 잠들기 전에 누워서 마음을 편안하게 하고 상상을 한다. '나의 콜레스테롤 수치가 오늘 200으로 떨어진다.' '나의 생체나이는 00세이다.' 이런 식으로 구체적으로 긍정적인 것에 초점을 맞추어 상상한다. 다음은 믿고 기뻐하는 것이다. 기뻐하는 주변 상황을 구체적으로 상상해 본다.

자신에 대한 긍정적인 말과 생각을 하라. 젊음이나 건강에 대한 부정적인 말과 이미지를 지우고 그 자리에 긍정적인 말과 이미지를 채우라. 새롭고 긍정적인 생각을 반복하라! 무조건 반복하면 무슨 생각이든 무의식에 새겨 넣을 수 있다. 특히 감각과 감정이 연루된 생각은 확언하는 힘만큼 더 강하다. 낙관주의자라고 해서 항상 긍정적으로만 생각하는 것은 아니다. 부정적인 생각이 일어나는 순간 중단시키고 긍정적인 생각으로 대체한다. 소리 내서 말하면 생각을 더 강력하게 통제할 수 있다. 소리 내서 말하면서 감정까지 싣는다면 생각하는 힘이 극적으로 강화된다. 자기가 되고 싶은 새로운 모습을 그림으로 완성해서 무의식에 전달한다.

긍정적인 자기 대화의 예를 들어 보자. "나는 내 몸과 정신과 영혼의 건강을 소중히 여기고 항상 잘 보살펴." "나는 젊고 에너지가 넘쳐." "나는 규칙적으로 운동하는 것과 건강해 보이는 게 즐거워." 긍정적인 자기 대화는 반드시 현재 시제로 말해야 한다. 즉 이미 성취된 것으로 보고 말해야 한다. 긍정적인 자기 대화를 효과적으로 훈련하는 또 다른 한 가지 방법은 자기 글쓰기이다. 무의식에 전달하고 싶은 구체적인 메시지나 지시를 쓰면 된다. 자기 대화를 글로 하면 바라는 일을 더욱 분명하게 의식할 수 있고 에너지가 더 생긴다. 단순한 작업만으로도 무의식은 대단히 강력한 메시지를 전달받는다.

휴식이 중요하다. 인간은 기계가 아니기에 반드시 휴식이 필요하다. 일상이 힘들어지면 일에서 잠시 손을 놓고 휴식을 취하는 법을 알아야 한다. 인생에서 목표만 좇다 보면 현재를 즐기는 즐거움을 놓치고 만다. 잠시 멈추고 현재의 행복을 편안히 느껴 보라. 더 젊어질 것이다. 스트레스를 받는다고 느끼면 뭔가 기분 좋게 만드는 일을 목록에 적어 본다. 예를 들면 친구와 전화로 수다 떨기, 여유 있게 거품 목욕하기, 맛있는 와인 한잔 하기, 주말에 야외 나가기, 주말 골프 하기, 보고 싶은 공연 보기, 좋아하는 가수 콘서트 가기, 분위기 좋은 음악카페 가기, 주말에 전신 마사지 받기, 주말에 여유 있게 쇼핑 가기, 북카페에서 혼자 좋아하는 책 실컷 보기, 유명한 맛집 탐방하기, 미용실 가서 헤어스타일 바꾸기, 네일숍 가서 네일아트 받기, 이불 위에서 뒹굴뒹굴하기, 현재를 즐기며 살기, 미래 일에 대해 걱정하지 않기, 나만의 페이스 유지하기, 남과 비교하지 않기, 가끔은 핸드폰 끄고 살기, 여행 가기, 심야영화 보기, 밤에 동대문 야시장 구경하기…….

자기 긍정의 힘을 키우며 성장해야 한다. 자존감이 낮은 사람은 끊임없이 남과 자신을 비교한다. 자존감이 높은 사람은 비교 자체를 하지 않는다. 그냥 자신에게 만족하기 때문이다. 주변 친구들이 나보다 더 괜찮아 보일 때, 일이 잘 안 풀리고 공허감이 밀려올 때 타인의 말에 휘둘리지 말자. 잠시 눈과 귀를 닫고 자신을 긍정의 시선으로 봐 주자. 자신이 자기를 긍정하지 않는데 누가 나를 긍정의 시선으로 봐 주겠는가?

스트레스는 모든 질병의 원인이며, 노화의 주범이다. 인간은 정신과 육체가 결합한 에너지 통합체이다. 스트레스를 치유하기 위해서는 에너지 수준을 높여야 한다. 우리의 잠재의식 속에 자신이 바라는 젊음과 건강에 대한 긍정적인 자아상을 주입하고 구체적으로 상상하면 된다. 젊음과 건강이라는 결과를 얻기 위한 원동력이 나 자신의 믿음과 긍정적인 감정인 것이다. 부정적인 말과 생각을 하고 있다면 스스로 통제해야 한다. 자신의 젊음과 건강에 대한 감정을 느끼면서 긍정적인 생각과 말을 해야 한다. 무의식은 그 같은 긍정의 생각과 말을 받아서 우리가 상상하는 삶을 창조하려고 쉼 없이 일할 것이다.

## 10

# 매일 감사일기로
# 자기 자신을 사랑하라

### 감사일기#1

요통으로 50미터도 못 걸었는데 지금은 건강해져서 등산, 골프, 요가 등 모든 운동을 해도 통증 없이 건강한 생활을 할 수 있어서 감사해요.

### 감사일기#2

이번 겨울 그 좋아하는 골프 여행도 취소하고 20일 만에 몰입해서 초고를 완성함을 감사해요. 매일 도서관에서 책 내음 맡으며 알찬 시간을 보냈어요.

### 감사일기#3

좋은 책들을 읽고 버킷리스트를 다시 작성하고 뚜렷한 목표를 찾았어요. 목표를 이룰 방법들도 하나씩 찾아서 감사해요. 열심히 실행에 옮기고 있어요.

나는 모든 일이 계획대로 술술 풀리고 있음을 감사해요.

가족 모두 건강하고 주변에 좋은 에너지를 가진 사람들이 많아서 감사해요.

여자라면 아침저녁 세안을 하고 거울을 볼 것이다. 어떻게 느끼는가? '이런! 흰머리가 생겼네, 아니 언제 눈가에 주름이 생긴 거야.'라며 실망하지는 않았는가? 아니면 '어머, 이 나이에 이 정도 피부면 괜찮네. 흰머리 한 가닥 정도야 애교지. 이 정도면 땡큐지!' 하며 그래도 긍정적인 평가를 했는가?

몇 년 전만 하더라도 운동하고 새벽 2시까지 공부하고 늦게 자도 아침이면 거뜬하게 일어나 회복된 기운으로 또다시 하루를 힘차게 생활할 수 있었다. 최근에는 새벽 1시까지 버틸 수가 없다. 늦게 잠들면 아침에 피부도 푸석해지고 온종일 피곤하다. 게다가 얼굴에 주름살이나 허리에 군살도 목격했다. 그뿐인가, 간밤에 조금 책을 보고 나면 목 관절과 어깨 관절이 뻐근하고 결린다. "몸이 예전 같지 않네…."

나이를 먹으면 누구나 자연스럽게 노화 과정을 거친다. 다만 정도의 차이가 있을 뿐이다. 늙는 것도 생각하기 나름이다. 여성들은 인생의 여러 단계와 전환점을 극적으로 경험한다. 초경, 결혼, 출산, 육아, 갱년기, 은퇴…… 다들 어느 단계에 순응하거나 저항하며 그 각각의 과정을 거치고 있을 것이다. 당신은 지금 자기 자신을 어떻게 생각하고 느끼는가? 당신 존재의 모든 것이 그 생각을 나타내고 있는 것이다. 당신의 활력이나 육체, 피부, 질병, 증상 등 전부 당신이 자기 자신을 어떻게 생각하고 있는가를 그대로 반영하고 있다. 우리는 자기 마음에 품은 부정적인 생각으로 자신의 노화를 재촉하고 있는지도 모른다. 또한, 자신이 화를 내거나 두려워하거나 질투하거나 원망하는 마음은 잠재의식으로 들어가는 독소이다. 내 마음속의 잠재의식은 밖으로 표현되고 재현된다.

내가 건강해지고 싶다면 잠재의식 속에 건강이라는 아이디어를 주입한다. 한 가지 좋은 방법은 훈련된 상상력이다. 하루에도 몇 번씩 몸과 마음을 편안하게 한 상태에서 다음과 같이 나 자신에게 말한다. "나는 머리가 편안하다. 목이 편안하다. 허리가 편안하다. 온몸이 편안하다." 자신의 질병이나 증상에 대해 의식적으로 생각하거나 병명을 붙이지 않는다. 부정적인 생각을 하면 우리의 잠재의식은 부정적인 생각을 저장하고 그것이 현실로 나타난다. 그러므로 부정적인 생각을 하지 말고 긍정적인 말과 생각을 잠재의식 속에 주입해야 한다. 그리고 건강하다고 생각하고 그 생각을 자신이 믿어야 한다.

작년에도 골프를 즐겼다. 11월 첫 주말에 날씨가 갑자기 추워졌는데 그날 골프 약속이 잡혀있어서 골프를 다녀왔더니 허리가 아프고 앉아 있는 것이 힘들었다. 한동안 병원에 통원 치료를 하러 다녔다. 그러다 문득 내 잠재의식 속에 '내 허리는 건강하다. 나는 건강한 에너지 그 자체이다.'라는 생각을 계속 주입했다. 특히 잠자기 전에 의식적으로 소리 내어 말로 확언하고 잠재의식을 활용했다. 어느새 나는 건강하게 잘 지내고 있다. 밤늦은 시간까지 독서를 하느라 앉아 있는 시간이 많았지만, 허리에 대해 걱정하지 않는다. 내 요통에 대해 더 걱정하지 않고 내 건강함에 대해서만 집중하고 있기 때문이다.

오프라 윈프리는 감사일기로 어려움을 극복했다. 그녀는 전 세계인을 들었다 놨다 하는 토크쇼의 여왕이자, 미국인들이 가장 존경하는 이들 중 한 명이다. 이런 윈프리에게도 상상하기 힘든 어려운 시절이 있었다. 그녀는 이를 극복하고 현재의 모습을 이루는 과정에서 감사일기를 꾸준히 썼다고 한다. 하루 중 감사한 일 5가지를 찾아서 한 줄로 기록하는 것이다. 일기에 쓴 긍정과 감사의 언어들이 부메랑처럼 다시 되돌아오는 것을 느끼게 되어 감사일기의 기적을 경험했다고 한다.

작년 연말부터 감사일기를 적고 있다. 일기라면 결혼을 끝으로 써 본 지가 너무 오래되었다. 중학교 때부터 진짜 일기를 썼다. 일기를 보면 그 사람이 어떤 생각과 철학을 가진 사람인지 객관적으로 알 수 있다. 일기에는 솔직하게 무의식의 바닥까지 근접한 생각을 적는다. 그러니까 일기 쓰기야말로 개인의 사생활이다. 생각해 보니 감사할 일이 참 많았다. 그런 것들을 당연한 것으로 받아들이고 감사하는 감정을 한동안 잊고 살아왔다. 오늘의 건강함부터 아주 사소한 것을 감사하고 있다. 예전에 요통으로 한동안 고생한 적이 있다. 정말 갑자기 요통이 시작되고 매일 저녁 즐기던 산책마저 힘들었다. 불과 50미터 정도도 걷기가 불편했다. 허리가 아프고 다리가 저리고 그땐 정말 할 수 있는 모든 치료를 다 동원했다. 그리고 예전에 활동적으로 걷고 운동하고 했던 그 사소한 활동들이 얼마나 소중한지, 건강이 얼마나 소중한지를 그때 절실히 깨달았다. 건강할 때는 건강의 소중함을 모르고 지냈는데 아프니까 건강만 하다면 무엇을 못할까 싶었다. 그리고 일만큼이나 휴식의 소중함을 깨달았다. 사실 대학원에서 박사논문을 쓰는 학기에 정말 무식할 정도로 휴식 없이 몸을 혹사했다. 지금 생각하면 무리한 강행군이 허리에 무리를 줬다. 논문을 기간 내 마쳐야 한다는 강박적인 생각에 휴식도 없이 논문을 마치는 데 몰입했다. 결국, 내가 원하는 기간 내에 논문을 쓰고 학위를 받았지만, 그 이후 건강에 적신호가 켜졌다. 그 후 욕심도 조금 내려놓고 무엇보다도 일과 휴식의 균형을 맞추려고 노력한다.

또한, 작은 일에도 감사하고 만족하고 산다. 가족들은 내가 '무한긍정의 소유자'라고 하거나 너무 모든 일을 긍정적으로 보는 이상주의자라고 한다. 작년에도 봄부터 가을까지 열심히 골프를 치러 다녔다. 한여름에도 골프를 치러 나가면 한 5시간은 태양광선을 피할 길이 없다. 그래도 좋은 사람들과 나가서 잔디를 밟으면서 하는 골프를 좋아한다. 드라이브하고 수다도 떨고 맛집에 가서 맛있는 것도 먹고 집으로 돌아오는 길이 즐겁다. 몇 년을 이렇게 보내니 나의 피부가 태양광선에 좀 손상되었나 보다. 아무리 선크림을 바르고 화장을 해도 강렬한 자외선을 막을 방법이 없다. 어느 날 딸이 물끄러미 나를 보더니 "엄마, 골프 시작한 후로 얼굴이 많이 타고 피부가 손상된 것 같아요."라고 말하는 것이었다. 그러나 그 말이 하나도 속상하지 않았다. 얼굴이 자외선에 좀 타더라도 건강하게 운동하고 다닐 수 있는 것이 감사할 뿐이다. 선현들이 남긴 지혜로운 말씀 중에 젊음과 건강 유지에 관한 내용이 많아서 몇 가지 골라 보았다.


첫째, 있는 그대로의 자신을 사랑하라.
둘째, 다른 누구도 부러워하지 말라.

셋째, 질병, 노년, 죽음에 대해 생각하지 말라.

넷째, 사랑은 노화와 질병을 치료하는 치료제다.

다섯째, 행복하다고 느끼는 곳에서 살아라.

여섯째, 주고받을 수 있는 최고의 선물은 사랑이다.

일곱째, 건강보다 더 값진 재산은 없다.

우리의 잠재의식은 우리가 주입한 생각을 그대로 현실로 재현한다. 젊음을 유지하고자 한다면 자신의 잠재의식 속에 건강과 젊음에 관한 긍정적인 생각을 주입하고 상상해 보자. 그리고 자신이 원하는 생체나이로 자신을 인식하면 된다. 감사일기를 적어 보고 주름이 있으면 있는 대로, 뱃살이 있으면 있는 대로, 나 자신을 있는 그대로 사랑하자.

# 제3장

# 나이보다 10년 더 젊어지는
# 건강법

## MIRACLE HEALTH METHOD

# 간헐적인
# 효소단식을 하라

논문을 끝내 놓고 문득 거울을 보니 피부는 칙칙하고 눈 밑에 다크서클도 있고 혀를 보니 백태도 잔뜩 껴 있다. 몸은 무겁고 만성피로에 변비도 있고 몸이 부은 건지 살이 찐 건지 기분마저 무겁다. 정말 휴식과 힐링이 필요한 시점이다. 일단 뭐든지 해야 할 것 같았다. 그동안 너무 쉼 없이 달려오다 보니 시간적 여유가 없이 살아왔다. 정신적으로나 육체적으로 내 몸에 가득 쌓인 독소를 제거하는 단식을 해야겠다는 생각이 들었다. 단식을 예전에 해 본 경험이 있다. 대학원 동기 중에 암 수술 후 공부와 직장을 병행하면서도 정기적으로 1주일을 거뜬히 효소단식을 하는 J 씨를 보았다. 그때 "직장 다니면서 효소 단식하는 거 힘들지 않으세요?" 하고 물었더니 몸과 머리가 가벼워지고 상쾌하니 나보고도 한번 해 보라고 권하는 거였다. 물론 지식으로 배우긴 했지만 난 다이어트를 하거나 식사를 굶어 본 적이 없는지라 좀 걱정이 되었다. 그렇지만 J 씨가 직접 옆에서 생생한 모습으로 공부하고 직장 다니는 걸 보니 충분히 해 볼 만하겠구나 하는 생각이 들었다.

그렇다면 독소의 증상은 어떤 것들이 있는가? 여러분도 한번 자신의 증상을 잘 관찰해 보자. 우선 독소가 쌓이면 그 증상은 가장 먼저 얼굴에 나타난다. 얼굴이 칙칙하고 푸석푸석해지고 잘 붓는다. 또 눈 밑에 다크 서클이 있고 혀에 백태가 끼지는 않았는지 한번 보라. 종종 없던 두통이 생기고 머리가 무겁고 밤에 잠을 잘 못 이룬다. 변비나 설사가 있고 배에 자주 가스가 차고 복부 가스에서 악취가 난다. 다이어트와 운동을 하는데도 살이 잘 빠지지 않는다. 목덜미나 어깨가 결리고, 허리 등 근골격계에 통증이나 뻐근함이 있다. 피부가 가렵고 트러블이 있거나 알레르기 비염, 결막염, 아토피 등 알레르기 질환이 생기지는 않았는지, 만성피로에 의욕이 없고 건망증이 심하고 기분 변화가 심하지는 않은지, 요즘 처방받은 약이나 보조제를 먹고 있지는 않은지 한번 점검해 보라. 해당 사항이 많다면 요즘 내 몸 안에 많은 독소를 쌓아 두고 독소를 키우고 있다는 증거리라.

'아니, 언제 내 몸에 독소를 쌓아 두었단 말인가. 난 별로 그런 기억이 없는데?' 할지도 모른다. 나도 모르는 사이에 일상생활에서 자연스럽게 독소를 내 몸에 주입하고 있다는 사실을 아는 사람은 별로 없을 것이다. 그럼 어떻게 내 몸에 독소가 주입되고 있는가?

아침에 일어나서 무심결에 욕실로 들어가 샴푸로 머리를 감고 머리카락 트리트먼트로 영양제를 바르고 얼굴 세안제로 세안을 하고 보디 클렌저로 샤워를 마쳤다. 나와서 기초화장품을 꼼꼼히 얼굴에 바르고 화장을 한다. 그리고 보디로션을 몸에 바르고 머리카락 영양제로 머릿결에 영양을 준다. 그리고 햄과 치즈와 채소가 들어 있는 샌드위치와 우유와 과일로 아침을 먹는다. 이렇게 아침에 어마어마한 독소를 피부를 통해 흡수시켰다는 걸 눈치 챘는가? 사실 이것들은 습관처럼 하는 일상이라 주의를 기울이지 않으면 독소가 계속 쌓이게 마련이다. 우리가 매일 바르고 씻고 하는 화장품, 샴푸, 보디로션, 모발용 제품도 피부를 통해 흡수된다. 그렇다고 아무것도 바르지 말란 소리는 아니다. 나도 매일 이렇게 바르고 다닌다. 하지만 이것들이 독소가 될 수 있다는 점을 인식해야 한다는 얘기다. 그리고 입고 있는 의류와 침대보와 이불보도 천연 재료가 아니라면 독소로 작용할 수 있다. 우리 집 아이가 약간 알레르기 비염이 있어 이불이나 침구는 항상 순면을 고집하는 이유이다. 또한, 주방세제나 욕실 청소용품, 세탁세제와 섬유유연제, 드라이클리닝에 이용되는 퍼클로로에틸렌, 그리고 매일 쓰는 핸드폰, 드라이기, 컴퓨터에서 나오는 전자파도 우리 몸에 유해하다. 그래도 우리 입으로 들어가는 식품이 가장 치명적일 것이다. 젊은이들은 바쁘면 햄버거와 커피, 컵라면, 피자 등을 주식으로 먹는다. 우리가 매일 먹는 설탕, 밀가루, 유제품, 육류, 정크푸드, 식품첨가물 역시 현대인의 주식이며, 이것들이 몸을 산성화시키고 있다. 보통 신진대사가 이루어진 후 남는 노폐물들은 거의 산성이기 때문이다. 또한, 일상에서 좋든 싫든 받는 스트레스도 아드레날린과 코르티솔을 분비케 해 우리 몸의 산성화 과정을 빠르게 진행시킨다.

우리가 먹는 것이 곧 우리의 몸이다. 그렇다면 무엇을, 어떻게, 얼마나 먹느냐가 관건이다. 이것은 마치 신봉하는 종교나 철학만큼 중요하다. 평소 자연식보다 간편식을 자주 먹는다면 독소를 제거할 때가 되었다. 독소는 대장을 통해 대변으로 배설된다. 그 외에도 소변, 폐를 통한 호흡, 피부를 통해서도 배출된다. 독소를 배출하는 가장 빠른 방법은 단식과 관장이다. 물만 먹고 하는 단식은 몸도 힘들고 음식에 대한 욕구가 너무 강해서 추천하지 않는다. 먹으면서 스트레스 받지 않고 자연스럽게 할 수 있는 것이 효소단식이다. 효소는 최근 새롭게 주목받고 있다. "화식(火食)이 과식이다."란 말처럼 우리는 언제부터인가 모든 식재료를 익혀서 먹고 있다. 우리 몸에는 소화 효소와 대사 효소가 일정량만 존재한다. 외부에서 생식을 통해 효소를 공급받는다. 효소는 48도 이상 가열하면 소멸하기 때문에 우리가 익혀 먹는 음식을 통해서는 공급받을 수 없다. 또한, 화식이나 과식을 통해 체내 보유된 효소마저 소비하게 된다. 건강과 젊음을 유지하려면 인체 내 효소 저장량을 높여야 하는데, 방법은 두 가지뿐이다. 생식을 하고, 효소를 보충하는 것이다. 가장 효율적인 효소 섭취 방법은 효소가 풍부한 과일과 채소를 날로 먹는 것, 발효한 식품을 먹는 것, 싹이 난 식물을 먹는 것이다.

효소단식과 관장을 하는 방법을 소개하고자 한다. 방법은 7일간 효소단식을 하면서 매일 커피 관장을 하는 것이다. 단식하는 동안 몸 안의 노폐물이 녹아 나오는 치유의 과정을 거치게 된다. 2~3일부터 독소가 제거되면서 두통, 어지럼증, 발진, 악취가 날 수도 있다. 4~5일부터 절정에 이른다. 가장 좋은 건 7일 과정이지만 이것이 힘들다면 2박 3일, 혹은 1박 2일, 혹은 하루를 실천해 보라. 커피나 담배, 식품첨가물이 들어있는 건 피하는 것이 좋다. 식이섬유나 효소제품을 보조적으로 먹어도 된다. 시작하기 전날 미리 구충제를 먹는다. 물은 하루에 적어도 2리터를 섭취한다.

그럼 우린 뭘 준비해야 하는가? 생즙을 준비한다. 재료는 신선한 유기농 과일과 채소를 준비한다. 과일은 파파야, 파인애플, 배, 포도, 사과, 바나나, 귤, 딸기, 레몬, 망고, 블루베리 등을, 채소는 토마토, 당근, 케일, 오이, 파슬리, 셀러리, 시금치, 무, 비트, 브로콜리, 양배추 등을 준비한다. 다른 재료가 있다면 더 준비해도 된다. 일반 믹서보다 비타민이나 미네랄의 파괴를 최소화하기 위해 녹즙기나 착즙기를 준비한다. 효소는 48도 이상 되면 파괴되기 시작하므로 모두 생식으로 준비한다. 혹은 섬유질을 포함한 상태로 믹서에 갈아서 사용하기도 한다. 나는 섬유질이 필요해서 그냥 믹서로 분쇄해서 사용하기도 한다. 믹서로 갈 때 생수를 넣어 갈아 준다. 다른 첨가물은 일절 넣지 않는다.

효소액을 준비한다. 효소액은 가정에서 만들거나 요즘에는 시중에 판매되는 효소를 사도 된다. 만드는 방법은 간단하다. 다만 열을 가하거나 어떤 공정을 거치는지 꼼꼼히 확인한다.

커피 관장이다. 커피 관장은 막스 거슨 박사가 암 환자들에게 이용한 방법이다. 준비물로는 체온계, 관장기, 하제약, 구충제가 필요하다. 단식 전날 구충체와 하제약인 마그밀을 복용한다. 커피 관장은 커피가 대장 내벽에 붙어 있는 독소를 제거하고 간과 담낭 작용을 활성화하는 장점이 있다. 즉 간의 효소 활성화 및 담즙 흐름을 증가시켜 혈액 내 여러 가지 독소물질, 즉 암모니아 유사산물, 유독성 질소, 단백질 유도체를 배출하게 한다. 커피관장액을 만들기 위해 원두커피 3숟가락을 0.5~1리터의 물에 넣고 커피메이커로 내린다. 온도는 팔꿈치로 재어 보아 너무 뜨겁거나 차지 않게 해야 한다. 체온 정도가 적당하다. 관장 백에 담아서 자기 몸보다 1~1.5미터 높은 곳에 매단다. 혹은 관장액을 용기에 담고 펌프식 관장 튜브를 이용하고 튜브 끝에 윤활제를 조금 바르고 직장에 주입한다. 자세는 '일명 고양이 자세'나 아니면 바로 누워서 관장액이 대장에서 골고루 섞이도록 배를 가볍게 손으로 쓸어 주거나 몸을 좌우로 움직인다. 2~15분이 지나면 변의가 느껴질 것이다. 화장실에서 대장 내 모든 수분이 다 빠져나가는 듯한 느낌을 느낄 것이다. 처음 하는 것이 민감하고 불편하더라도 커피와 함께 씻겨 나온 노폐물을 눈으로 확인하기 바란다. 굳어 버린 배설물과 장내 유해 세균, 곰팡이 등이 시원하게 제거될 것이다. 이렇게 단식하는 동안은 매일 저녁 잠들기 전에 관장한다. 머리가 맑아지는 느낌이 들 것이다. 관장액을 커피 말고 레몬주스나 꿀물로 대체해도 된다. 7일 단식과 관장을 하는 동안 하루 잠깐 산책을 하고 물을 충분히 마신다. 가벼운 스트레칭이나 명상을 해 내 몸의 노폐물이 완전히 빠져나가는 상상을 하거나 건강한 모습을 상상해 본다. 공복감이 느껴지면 생즙이나 효소액을 더 먹어도 상관없다. 또한, 몸을 마사지해 주는 브러시로 온몸을 자극해 주거나 풍욕이나 냉온욕을 하는 것도 피부를 통해 독소를 배출하는 좋은 방법이다.

모든 질병은 체내에 쌓인 노폐물의 독소로부터 생긴다. 장내에 쌓인 독소가 다시 흡수되어 혈액을 오염시키기 때문이다. 최근 미국에서는 효소와 발효에 주목하고 있다. 발효식품과 발효화장품은 물론 효소에 관해서도 관심이 높다. 이제는 잘 먹는 것보다 잘 배출하는 것이 더 중요한 문제이다. 우리 몸에 독소가 쌓인 증상을 잘 관찰하고 독소를 잘 배출하는 것이 건강과 젊음을 유지하는 비결이다. '수명은 체내 효소 보유량에 좌우된다.'는 사실이 하우웰 박사의 연구로 입증되었다. 효소는 활성산소를 제거해 노화를 막고, 피부조직에 혈액을 원활하게 공급해 더욱 영양이 풍부한 피부로 바꾸는 데 일조한다. 또한, 신진대사 속도를 높여 주므로 비만에도 효과적이다. 효소는 섭씨 48도부터 파괴되기 때문에 생식이 주목받고 있다. 효소와 발효 그리고 생식이야말로 젊어지는 명약이라고 생각한다. 그렇다면 젊어지기 위해 천연 효소즙과 관장액을 준비해 보자. 효과는 당신의 상상 그 이상일 것이다.

# 매일 7시간 이상
# 숙면하라

　징기스 칸, 처칠, 링컨, 루스벨트 같은 위인들의 공통점이 무엇일까? 그들은 최고의 자리까지 오르는 동안 수많은 위기가 있었지만 그런데도 불면의 밤 없이 대체로 잘 잤다. 숙면 덕분에 새로운 에너지 창조력을 갖고 정상의 자리까지 올라간 것이다. 현대인들도 바쁜 생활 중에 불면의 밤을 보낸 경험이 있을 것이다. 불면의 원인은 우울, 불안, 스트레스, 카페인, 약물 복용, 하지불안증후군, 수면 무호흡증 등 다양하다. 특히 우울증이 있는 학생이나 갱년기 우울증을 겪는 사람들의 공통적인 특징이 잠을 잘 못 이루는 것이다. 우울증은 아니라도 학생들 중에는 중요한 시험을 앞두고 불안감으로 잠을 못 이루는 이들이 많다. 여성의 경우 50대 이후 갱년기를 시작으로 여성호르몬인 에스트로겐이 떨어진다. 자율신경의 균형이 깨지면서 수면에 대해 더 어려움을 호소하는 경우가 흔하다. 인간은 45세가 넘으면 수면의 효율이 떨어지고 자다가 깨는 횟수가 증가한다. 꼭 수면장애를 겪지 않더라도 나이가 들면 양질의 잠을 자기가 어렵다. 나이가 들면서 나타나는 생리적인 변화를 스스로 이해하고 받아들일 수 있는 여유가 필요하다. 수면장애로 인해 생활에 지장이 된다면 전문가를 찾아가서 도움을 받는 것이 좋다.

나 역시도 불면의 밤을 보낸 적이 있다. 예전에 병원에 근무할 때 3교대 야간근무를 하고 아침 태양 빛을 받으면서 퇴근했다. 밤에 출근하려면 낮에 잠을 자야 하는데 도대체 잠이 오지 않았다. 암막 커튼을 치고 양을 세고 온갖 방법을 다 써 봐도 잠이 오지 않았다. 그냥 안 자고 몸이 피곤할 때까지 활동적으로 돌아다녔다. 활동하다 졸린 느낌이 들면 피곤함에 잠을 잘 수 있었다. 야간근무를 하는 동안은 낮에도 멍하고 집중력은 물론이고 면역력도 떨어진다. 정말 밤에 두 다리 쭉 뻗고 잠을 자는 것이 얼마나 행복한 건지 절실히 깨달았다. 교대근무나 야간근무자는 매주 근무 시간을 바꾸기보다는 최소 3주 정도는 같은 시간대에 근무하는 게 좋다. 특히 밤 근무 작업장의 조명은 조도를 대낮처럼 밝게 유지하는 것이 좋다. 새벽 2시부터 3시까지 형광등 4~5개 정도의 조명 밑에 노출되어 있으면 뇌는 밤을 낮으로 착각하기 때문에 수면 리듬이 뒤로 밀려 새벽이나 오전에 수면 호르몬인 멜라토닌이 계속 나오게 할 수 있다. 잠들기 2시간 전부터 집에 귀가할 때까지 선글라스를 껴 캄캄하게 해서 뇌가 아침을 저녁으로 착각하게 하는 것도 요령이다. 집 안은 암막 커튼으로 햇빛을 가리자. 잠들기 2시간 전에 미온수 목욕을 하고 따뜻한 우유 한 잔을 마시면 잠이 드는 데 도움이 된다.

대부분의 사람들은 밤 11시에 잠이 들고 다음 날 아침 7시 정도에 일어나는 수면 리듬을 가지고 있다. 수면에 큰 영향을 미치는 것이 멜라토닌과 체온이다. 사람은 보통 새벽 3시경에 멜라토닌이 가장 많이 분비되고 5시경에 체온이 가장 낮게 떨어진다. 아침형 또는 종달새형은 멜라토닌이 최고점에 오르는 시간과 체온이 가장 낮게 떨어지는 시간이 일반인보다 빠른 사람을 말한다. 반대로 멜라토닌 최고점 시간과 체온 최저점 시간이 일반인보다 더 늦은 사람을 저녁형 또는 올빼미형이라고 한다. 나는 올빼미형이다. 그런데 어떤 목적이 있으면 올빼미형에서 종달새형으로 바꾸는 것이 가능하다. 예전에 병원에서 근무할 때는 오전 7시 전까지는 출근해야 해서 종달새형으로 살았다. 그러다가 직장을 교육계로 옮긴 이후 9시까지 출근하면 되므로 여유가 생겨 한동안 올빼미형으로 살았다. 새벽 6시에 수영을 시작해서 다시 종달새형으로 2년을 살았다. 처음 몇 주간이 힘들지 적응되면 수면 리듬을 완전히 바꿀 수 있다는 걸 알았다. 올빼미형으로 살지, 종달새형으로 살지는 그때그때 자기 상황이나 필요에 따라 바꾸면 된다. 물론 아침형 인간이 시간을 좀 더 효율적으로 사용할 수 있다는 점에는 동의한다. 생체리듬을 보면 우리가 받는 빛에 따라 멜라토닌 분비량과 체온이 달라진다. 생체리듬을 바꾸고자 한다면 겨울은 일조량이 적고 일찍 해가 지기 때문에 어렵다. 차라리 일조량이 많아지고 해 뜨는 시간이 빨라지는 봄에 시도하자. 생체리듬이 종달새형이건 올빼미형이건 양질의 수면으로 피로가 회복되도록 푹 자는 것이 중요하다. 또한, 자기가 세팅한 생체리듬을 규칙적으로 유지하는 것이 관건이다.

　　요즘 워라밸(Work and Life Balance), 욜로(YOLO: You Only Live Once), 휴테크(休 tech) 등이 화두로 떠오른다. 그만큼 일상에 '휴식'이 중요해졌다. 휴테크란 휴식과 여가를 이용하여 창의력을 키우고 자기계발을 해서 경쟁력을 키우는 것을 말한다. 휴식 중에 최고는 잘 자는 것이다. 미인은 잠꾸러기란 말이 있지만 사실 창조적 사고를 하는 천재 중에도 잠꾸러기가 많다. 대표적인 인물이 아인슈타인 박사로 평소 10시간 잠을 잔다고 한다. 소위 휴테크를 잘하는 사람들은 휴식 시간을 꼭 확보하고 그 시간에 꼭 무언가를 하려고 계획을 세우지 않는다. 그냥 머리를 비우고 쉰다. 그래야 원기를 회복하고 재충전해서 새로운 일을 더욱 의욕적으로 할 수 있다. 특히 일하는 직장인이나 공부를 하는 학생이라면 잠시 여유를 내어 잘 쉬어야 밤에 잠을 깊이 잘 수 있다. 수면의 질은 휴식의 질에 달려 있다.

숙면을 위한 휴테크를 소개한다. 수면은 길수록 좋다. 8시간이 이상적이지만 무리를 해서라도 7시간은 확보해야 한다. 충분히 수면하는 동안 세포가 재생되면서 젊어진다. 가능하면 자명종 시계로 일어나지 말고 자연스럽게 잠이 깨도록 해 보자. 사실 충분히 자고 자연스럽게 눈이 떠지는 것이 가장 이상적이다.

저녁 식사는 잠자기 3시간 전에는 끝낸다. 만약 어쩔 수 없이 3시간을 확보할 수 없다면 소화에 시간이 오래 걸리는 육류는 피하고, 양도 절반으로 줄인다. 점심시간 후 일광욕을 하며 산책을 하자. 점심을 먹는 동안은 일을 잠시 잊고 먹는 즐거움에 집중하자. 컴퓨터 모니터를 보거나 휴대전화를 보면서 식사하지 말자. 일하는 것도 아니고 식사에 집중하는 것도 아니다. 동료들과 대화를 나누며 식사하고, 밖에 나가 정오의 강렬한 햇볕을 쐬며 잠시 산책하자. 식물만 광합성을 하란 법 있나. 인간도 광합성이 필요하다. 휴일에는 부족한 잠을 보충하자. 특히 직장인이라면 평일 야근과 회식 등으로 피로가 쌓여 있을 것이다. 이때 수면의 양은 평소보다 2시간 정도 늘리는 것이 적당하다. 대신 기상 시간은 일정하게 정해 놓는다. 그래야 생체리듬이 뒤로 밀리지 않는다. 주말에 생체리듬이 뒤로 밀려서 밤에 잠이 잘 오지 않으면 월요일이 더 피곤해진다. 이처럼 평일에는 수면의 질이 높아야 하고, 휴일에는 부족한 수면을 보충해야 한다. 숙면을 돕는 아로마 요법을 이용하자. 가장 이상적인 것은 어떤 도움도 없이 자연스럽게 잠드는 것이다. 스트레스가 많았다면 교감신경이 활성화되고 스트레스 호르몬인 코르티솔이 분비되어 더욱 각성한다. 이때 스트레스를 이완시키고 불면에 도움이 되는 아로마 요법의 도움을 받는 것도 좋다. 스트레스, 불안, 우울, 불면 등을 완화해 주는 아로마는 라벤더, 네놀리, 만다린, 재스민, 로즈, 일랑일랑, 캐모마일 로만, 제라늄, 클라리 세이지 등이 있다. 직접 향을 맡거나 손수건이나 티슈에 3~4방울 떨어뜨려 코로 들이마시는 방법이 있다. 불면증이 있으면 베개나 잠옷에 한두 방울 떨어뜨려 사용하기도 한다. 혹은 잠들기 전에 아로마 램프로 실내에 향이 퍼지게 하는 방법도 있다. 아로마는 후각을 통하여 뇌신경을 자극하므로 심리 안정을 도모하며 효과가 빠르다. 예전에 친정 부모님이 연세도 드시고 밤에 주무시다가 잘 깨시고 수면장애를 호소하신 적이 있다. 노화가 되면 수면의 질이 떨어진다. 이때 라벤더 오일을 베갯잇에 한두 방울 떨어뜨리고 주무셨다.

최근에는 10시간 정도 장시간 수면하면 건강에 해롭다는 결과도 있고, 아주 짧게 5시간 잠을 자고도 건강을 유지하는 사람도 있다. 중요한 건 자기 신체리듬에 맞추어 자는 것이다. 젊음, 특히 피부 건강을 위한 수면이라면 8시간 수면을 추천한다. 자는 동안 신체기능이 회복되고 피부가 재생되므로 노화 방지를 위해서는 충분한 수면이 필수다. 각질은 28일 주기로 새로 교체되는데 잠이 부족할 경우 정상적인 각질 교체가 이루어지지 못하고 노화된 각질이 피부에 쌓여 피부가 푸석푸석해진다. 아울러 주름 방지를 위해 낮은 베개를 베고 바로 누워 천정을 바로 보며 자는 것이 좋다. 최근 수면 시간이 적을수록 뇌의 노화가 빨라진다는 연구 결과가 발표됐다. 최적의 인지력 결과를 보인 사람들은 하루 평균 7시간 잠을 자는 것으로 나타났다.

# 건강해지고 싶다면
# 하루 30분 걷기

전문가들은 하루 30분 매주 5일 운동하면 심혈관 질환, 당뇨, 비만 등 만성질환을 예방할 수 있다고 한다. 물론 누구나 알고 있는 사실이지만 시베리아 날씨가 무색하리만큼 강추위에 사무실이나 밖으로 한 걸음도 나가기가 쉽지 않다. 새해에는 운동을 꼭 하리라 굳게 결심했건만 추운 날씨에 의지가 마구 흔들린다.

우리나라에서 '생활습관병'으로 불리는 대사증후군의 유병률은 점차 증가하는 추세다. 국민건강조사가 시작된 1998년 이후부터 환자 수가 늘어나기 시작해 최근에는 31%를 넘어섰다. 비만 인구가 넘쳐나는 미국의 34%와 큰 차이가 없는 수치다. 특히 대사증후군은 50대 이후 유병률이 더욱 빠르게 늘어나는 추세다. 제임스 레바인 박사는 '병 없이 살려면 의자부터 끊어라.'라며 특히 소파를 멀리하라고 권한다. "앉기는 흡연보다 위험하고, 에이즈 바이러스보다 더 많은 사람을 죽이며, 낙하산으로 뛰어내리는 것보다 더 아찔하다."

날씨가 좋으면 한강공원이나 동네 공원을 자주 걷는다. 특히나 여름 날 저녁 한강을 나가면 걷기 운동을 하러 나온 사람들이 많다. 강바람을 맞으며 걷다 보면 기분도 좋아지고 그리 힘도 들지 않는다. 다만 처음 나올 때 1g의 실천력만 있으면 가능하다. 걸어 보니 나는 만 보 걷기가 약 1시간 30분, 7km 정도 된다. 요즘은 앱이 나와 있어 시간과 걸음 수, 거리까지 측정해 준다. 걷는 건 우리가 생각하는 것 이상으로 여러 가지 효과가 있다.

우선 걷는 동안 정신건강에 도움이 된다. 공기 좋고 나무가 많은 공원을 걷다 보면 뇌에 산소가 원활하게 공급되어 머리가 맑아지고 기분까지 상쾌해진다. 걷기 운동은 기억력을 향상해 준다. 미국 메릴랜드대학 보건대학원의 연구에 따르면 걷기 운동은 치매를 예방한다고 한다. 경도인지장애를 앓는 노인들에게 걷기 운동을 시켜 본 결과 기억력이 개선되는 것을 발견했다고 한다. 이 실험은 일주일에 4번 30분씩 3개월 간 걷기 운동을 진행했고, 인지 기능테스트와 기능성 자기공명영상으로 뇌신경 회로망을 관찰한 결과 기억력이 개선되었다고 한다. 걷기는 암 발병률을 낮춰 준다. 걷기 운동은 신진대사를 활발하게 하고 면역기능을 향상한다. 한 연구에 의하면 주당 6시간 이상 운동할 경우 대장암 사망률이 60%나 낮아질 수 있다고 한다. 게다가 1시간 걷기 운동을 하면 유방암 위험률이 14%까지 낮아질 수 있다고 한다. 걷기는 심장 건강에 좋다. 걷기는 심장 박동을 빠르게 만들어 주기 때문에 심혈관 건강에 좋은 영향을 준다. 특히 효과를 보려면 좀 더 빠른 속도로 걷는 것이 좋다. 한 연구 결과 매일 걷기 운동을 하면 혈압을 최소 4.2% 낮출 수 있고, 심장병 위험도 4.5% 이상 낮출 수 있다고 한다. 걷기는 다이어트에 효과적이다. '뛰지는 않되 가능한 한 가장 빠르게 걷기'가 체중 감량에 가장 효과적이다.

걸을 때 운동 순서와 방법은 다음과 같다. 배에 힘을 주고 등을 곧게 편다. 발을 내디디면서 바깥쪽이 먼저 바닥에 닿도록 해야 몸이 받는 충격을 최대한 흡수할 수 있다. 발바닥이 마지막으로 지면에 닿는 순간 가볍게 바닥을 밀어 힘들이지 않고 속도를 낸다. 체중은 발뒤꿈치 바깥쪽을 시작으로 발 가장자리 엄지발가락 쪽으로 이동시킨다. 몸의 중심이 앞으로 이동했다면 다른 쪽 발을 내디딜 수 있도록 발뒤꿈치를 들어준다. 팔은 자연스럽게 앞뒤로 흔들고 팔의 움직임과 함께 어깨를 자연스럽게 좌우로 돌린다. 가슴은 내밀고, 엉덩이는 뒤로 빼지 않는다. 아랫배에 의식적으로 힘을 주고 걷는다.

운동하고 싶지만 날씨가 춥거나 일상생활이 너무 바빠서 운동할 시간이 없다면 운동하지 않는 일상생활을 어떻게 보내고 있는지 생각해 보라. 작년 경남 고성의 '멋진 노인 선발 대회'에서 1등을 차지했던 90대의 김 할아버지의 건강 비결은 집안일을 하는 것이다. 설거지는 물론 방 청소와 마당 청소, 빨래까지 살림 솜씨가 보통이 아니다. 김 할아버지의 건강법은 운동이 아니라 운동이 되는 니트(NEAT: Non-Exercise Activity Thermogenesis, 비운동성 활동 열 생성)에 속한다. 니트란, 운동은 아니지만, 운동과 같은 다이어트 효과가 나는 일상의 활동으로 몸에 열을 만들어 냄으로써 에너지 소비가 되는 활동을 가리킨다. 니트 연구를 주도하는 미국 메이요 클리닉의 제임스 레바인 박사는 생활습관만 바꿔도 우리 몸의 열량 소비를 20%까지 늘릴 수 있다고 강조한다. 그렇다면 일상생활에서 니트 즉 비운동성 활동을 늘릴 수 있는 방법으로는 어떤 것들이 있을까?

집안일 하기다. 사실 집안일을 좋아하는 사람은 별로 없을 것이다. 나 역시도 '별로'가 아니라 싫어한다. 그렇지만 '나는 지금 비운동성 활동을 하고 있다.'란 생각으로 청소기도 돌리고 바닥도 닦자. 의자에서 자주 일어서라. 앉아서 PC 작업을 하다가 엉덩이가 아프면 잠시 서서 차 한 잔 마시고 전화 걸고 스트레칭도 한다. 실내 자전거를 타면서 잠시 TV를 본다. 종일 앉아 있으면 혈액순환도 안 되고 하지도 붓고 허리에 무리가 간다. 대중교통을 이용한다. 나는 매일 출퇴근을 차로 하다 보니 일부러 운동하는 시간을 내야 한다. 그래도 친구들을 만나러 가거나 복잡한 시내에 나갈 때는 대중교통을 이용한다. 사람들도 구경하고 책도 보고 일석이조다. 계단을 이용한다. 우리 집은 아파트 고층이다. 가끔 승강기 점검할 때 계단으로 다니는데 숨이 헉헉 차는 게 등산 수준이다. 하지만 일부러 등산도 가는데 이쯤이야 한다. 계단을 종종 이용하면 예쁜 애플 힙은 덤으로 가질 것이다. 쇼핑하기다. 여자들에게 쇼핑은 노동이 아니라 즐거움이다. 보는 재미, 먹는 재미, 돈 쓰는 재미, 일석삼조다. 쇼핑하는 동안은 힘든 줄도 모른다. 끝나고 나서야 "아, 다리가 좀 아프네! 그래도 오늘 이 예쁜 아이를 획득했으니 행복하다." 이런 말이 절로 나올 것이다. 주차 멀리 하기다. 가끔 차를 몰고 나가서는 멀리 주차하고 좀 걷는다. 특히 주차장이 아주 넓은 곳, 예를 들면 코엑스나 롯데월드 같은 곳은 주차하고 한참을 걸어야 한다.

지금은 100세 고령화 시대다. 우리가 원하든 원치 않든 간에 평균적으로 100세를 살아갈 것이다. 죽을 때 요양원 침대에서 외롭게 보내고 싶지 않다면 지금 많이 걷고 활동해야 한다. 지금 걷지 않은 만큼 나중에 요양원에서 누워 지내야 할지 모른다. 오키나와 같은 장수마을에 사는 노인들의 공통점은 90세가 넘어도 여전히 자신의 두 손 두 발을 쓰며 활동하고 있다는 점이다. 젊고 팔팔한 노인, 슈퍼 노인이 되고 싶다면 지금 당장 의자에서 벌떡 일어나 걸어라!

# 체온 1도는 면역력을
# 5배 올린다

아기를 키울 때 한밤에 고열이 나면 해열제를 먹이기 전에 우선 옷을 벗기고 따뜻한 물수건으로 상체를 닦아 주면 열이 떨어지는 것을 여러 번 경험했다. 군이 해열제를 먹이지 않아도 열은 충분히 떨어진다. 요즘은 감기나 염증성 질환, 류머티즘이나 관절염, 신경통 등 조금이라도 열이 나거나 통증이 있으면 우선 해열진통제를 복용한다. 그렇게 하면 일시적으로 통증은 없어지겠지만 몸을 더욱 차게 해서 큰 통증의 원인이 되기도 한다. 고대 그리스의 철학자이자 의사였던 파르메니데스는 "환자에게 열을 낼 기회를 주어라. 그렇게 하면 나는 어떤 질병이라도 치유할 수 있다."라고 말했다. 해열진통제, 스테로이드호르몬제, 항암제 이외의 화학약품과 식품첨가물, 보존제, 식품 내의 잔류 농약 등의 화학물질은 체내에 들어오면 몸을 더욱 차게 하는 작용을 한다. 화학물질이 체내에 들어오면 스트레스를 일으키고 교감신경을 긴장하게 만들고 혈관을 수축시키며 혈류를 약화해 몸을 차게 만든다.

만병을 막아 주는 백혈구의 병원균에 대한 탐식 능력과 살균 능력, 암세포를 제거하는 면역능력은 체온이 평소보다 1도 내려가면 30% 이상 저하되고, 반대로 평소보다 1도 상승하면 5~6배 높아진다는 연구 결과가 있다. 의학자 비에르는 체온이 41~42도에 달하면 세균이 사멸하거나 증식하지 못하므로 발열로 감염증을 치료할 수 있다고 보고 있다. 실제로 오스트리아의 의사 율리우스 바그너가 인위적으로 환자를 말라리아에 걸리게 한 다음 당시 난치병이었던 매독을 치료했다는 기록도 있다. 최근에는 암 환자에게 온열요법을 이용하고 있다. 이처럼 '발열'은 어떤 병적 상태를 보여 주는 몸의 경고 반응이자 병을 고치는 치료 반응이라고 할 수 있다.

지난 50년 동안 인간의 체온은 1도나 떨어졌다. 우리가 알고 있는 평균 36.5도였던 현대인의 체온은 실제로 35도대를 유지하고 있다. 이렇게 현대인들의 체온이 떨어진 이유는 다음과 같다.

- 근육운동과 육체노동을 하지 않는다.
- 과식과 과음을 자주 한다.
- 몸을 차게 하는 찬 음식을 과다하게 먹는다.
- 일상생활에 스트레스가 너무 많다.
- 화학약품과 화학첨가물이 들어간 정크푸드, 인스턴트 음식을 즐겨 먹는다.
- 가볍게 샤워만 할 뿐 욕조 안에 들어가지는 않는다.
- 에어컨 사용이 늘어나고 있다.

이러한 체온 저하로 신진대사가 잘 안 되고 면역력이 떨어져 여러 가지 질병에 노출되고 있다. 우리 몸에 화학반응을 돕는 촉매 역할을 하는 것이 효소이다. 우리 몸 깊은 곳의 온도가 38도일 때 효소작용이 가장 활발하다. 저체온으로 효소 기능이 떨어지면 신진대사가 떨어진다. 체온이 1도 떨어지면 신진대사가 12% 줄어든다. 먹는 양에 비해 체중이 더 늘어나는 것 역시 저체온과 관련이 있다.

날씨가 가을에서 겨울로 바뀔 때 유난히 여성들은 혈액순환이 떨어지고 손발 냉증과 생리통이 심해진다. 보통 배를 만져 봤을 때 차가우면 냉증이라 판단해도 된다. 통즉불통(通則不痛), 불통즉통(不通則痛)이라 했다. 허준의《동의보감》에 의하면 막힌 곳이 없이 통하면 통증이 없고, 막혀서 통하지 않으면 통증이 생긴다. 이처럼 몸이 차가워지면서 순환이 안 되면 나타나는 통증이 있다. 두통, 요통, 관절통, 신경통, 류머티즘 등의 통증은 냉증과 연관되어 발현되는 경우가 많다. 요통이나 생리통이 있을 때 온찜질을 해 주면 통증이 완화되는 걸 금방 느낀다. 그 밖에 자연 의학자들은 알레르기, 현기증, 이명, 메니에르증후군, 돌발성 난청, 녹내장, 헤르페스, 빠른 맥, 부정맥, 비만, 암, 심근경색, 뇌경색 등 혈전증, 고혈압, 당뇨병, 고지혈증, 감기 등 염증성 질환, 자가면역 질환, 우울증 등 정신질환, 어혈 등도 몸이 차가워지면서 나타나는 질병으로 보고 있다.

동양의학에서 만병이 혈액 오염에서 비롯된다고 본다. 몸이 차가워지면 혈행이 원활하지 못하고 각종 노폐물이 쌓여 혈액이 오염된다. 어혈이 생기면 체내에서 한곳으로 모아 혈액을 정화하려는 각종 반응이 일어난다. 코피, 잇몸 출혈, 치질 출혈, 여성 부정출혈, 푸른 멍 등은 오염된 혈액을 몸 밖으로 보내려는 반응이다. 정맥류나 눈 밑 다크 서클도 어혈을 나타내는 한 증상이다. 최근 일본 의학자들은 발진이나 염증, 동맥경화, 고혈압, 암을 혈액이 오염되면 나타나는 증상으로 보고 있다. 서양의학에서는 염증의 원인을 세균이나 바이러스 진균 등의 병원균으로 보지만, 자연 의학적으로 보면 염증은 세균의 힘을 빌려 혈액 내의 노폐물을 연소시키고 혈액을 깨끗이 하려는 몸의 자연스러운 반응으로 보고 있다. 서양의학에서는 염증성 질환을 항생물질로 살균하고 해열제를 통해 노폐물의 연소반응을 억제하는 경우가 많다. 하지만 염증성 질환 초기에는 천연식품이나 대체요법으로 발열을 촉진하고 혈중 노폐물의 연소를 돕는 것이 더 효과적이다. 또한, 열이 오르면 백혈구의 기능이 촉진되어 노폐물을 먹어 치우는 처리 능력이 좋아진다.

비만 역시 몸이 차가워져 노폐물 처리 능력이 떨어지고 혈액순환이 느려지면 생길 수 있다. 동양의학에서는 이런 노폐물을 습담이라 보고 비만의 원인으로 본다. 이런 습담을 없애기 위해서도 체온을 올리는 활동을 하거나 따뜻한 생강차나 계피차 등을 마시는 것이 도움이 된다. 자연 의학계에서는 발진이나 염증, 고혈압, 출혈, 혈전, 암 등을 '혈액 오염'에서 비롯된 것으로 본다. 암세포는 35도에서 가장 많이 증식하고 39.5도 이상이 되면 사멸한다고 한다. 암은 인체 어느 부위에서나 발생하는데 심장, 비장, 소장에는 생기지 않는다. 심장, 소장, 비장 모두 온도가 높다는 공통점을 가진 장기이다. 일본에서 1978년 국립예방위생연구소에서 인간의 자궁암 세포를 추출하여 32도에서 43도의 사이에서 온도 변화를 가하여 정상 세포와 비교해 보니 39.6도 이상으로 열을 가한 경우 암세포가 10일 만에 전멸했고, 정상 세포는 타격을 받지 않았다는 결과를 발표했다. 이런 연구와 사례를 통해 '발열과 암의 치료'에 관한 연구가 점차 추진되고 온열요법을 암 환자 치료에 활용하고 있다. 결국, 체온이 내려가면서 나타나는 질병, 예를 들면 비만이나 알레르기, 어혈 등은 건강뿐 아니라 젊음에도 치명적이다.

다음은 몸을 따뜻하게 하는 일상생활에서 실천법이다. 열충격단백질을 높이면 건강해진다. 이건 실천하기 너무 쉽고 간단하지만, 효과는 탁월하다. 1962년 초파리를 고온에서 사육하던 중 초파리 체내에 어떤 단백질이 증가하는 것이 발견되었다. 그것이 열(Heat)이라는 충격(Shock)을 받아 만들어지는 단백질(Protein)이라 해서 'HSP'라는 이름이 붙여졌다. HSP는 근육 트레이닝이나 저온 사우나 등으로 체온이 상승해도 증가한다. 감염증을 비롯한 각종 질병으로 인한 발열 상태에서도 마찬가지다. 열이 나면 전신 60조 개의 세포에서 HSP가 만들어져 면역력이 높아지며 뇌에서 베타 엔도르핀이라는 호르몬이 분비되어 통증이 줄어든다. 일상에서 주 2회, 40~41도의 욕조에서 몸을 데우면 HSP가 높아진다고 한다. 입욕법이다. 목욕물에 따라 자극하는 신경이 다르다. 38~41도는 미지근하고 이완하는 부교감신경이 자극된다. 42도 이상 뜨거운 물은 흥분하는 교감신경이 자극된다. 자신의 몸 상태에 따라 물의 온도를 선택한다. 입욕법은 몸을 이완하고 백혈구의 면역기능을 촉진한다. 또한, 혈전을 제거해 뇌경색이나 심근경색을 예방해 준다. 약탕 목욕을 하면 입욕 효과가 두 배다. 허브나 약재를 탕에 넣어 이용한다. 가장 쉽게 구할 수 있는 것이 자연 염이나 허브 염인데 한 줌 탕에 넣어 주면 냉증이 개선되고 비만, 알레르기, 감기 예방에 좋다. 생강을 1개 갈아서 천에 싸서 넣는다. 냉증, 신경통, 요통, 류머티즘, 감기, 불면증 예방에 좋다. 생강은 뜨거운 약재로, 생강차를 한 잔 마시면서 입욕을 즐기는 것도 좋다. 약쑥은 냉증, 월경과다, 자궁근종에 좋다. 장미는 꽃잎이나 아로마로 이용하기도 하는데 스트레스와 우울감에 효과가 좋다. 레몬은 1개를 둥글게 썰어서 탕에 넣어 주면 피부 개선, 미백, 스트레스, 불면증에 도움이 된다.

반신욕이다. 명치 아랫부분까지 탕에 담그는 입욕법으로 신장을 포함한 허리 아래의 혈류를 원활하게 해 준다. 30분 정도 반신욕을 해 주면 노폐물 제거, 요통, 하지 부종에 효과적이다. 족욕과 수욕이다. 43도 정도의 약간 뜨거운 물에 자연 염을 한 줌 넣는다. 복사뼈 아래(족욕)나 손목 아래(수욕)를 10~15분 정도 담그는 목욕법이다. 족욕은 하반신의 통증 즉 요통이나 무릎 통증, 하지 통을 줄여 준다. 수욕은 상반신의 통증 즉 손가락, 손목, 팔꿈치, 어깨, 목덜미의 냉증, 결림, 통증에 효과적이다. 사우나 요법은 60도 실내에서 옆으로 누워 15분 정도 몸을 따뜻하게 해 주면 심부 체온이 1도 상승, 면역력은 5배 높아진다고 한다. 사우나 요법은 하루 한 번, 일주일에 세 번 정도가 적당하다. 사우나를 하면 갑상샘의 기능이 좋아지고 신진대사가 활발해진다. 피부가 유연해지고 안티에이징 효과와 암 예방 효과가 있다.

근육운동은 체온을 높여 준다. 근육은 남성의 경우 체중의 45%, 여성의 경우 36%를 차지하며 체열의 40% 이상을 생산한다. 실내에서 스쿼트, 허벅지 들어올리기, 런지, 카프 레이즈(calf raise) 등은 쉽게 실천할 수 있다. 허벅지 들어올리기는 똑바로 서서 번갈아 가며 양쪽 허벅지를 들어 올리는 운동이다. 카프 레이즈는 두 다리를 조금 벌리고 서서 발뒤꿈치를 들었다 내렸다 하면 된다. 그 밖에도 소식이나 뜨거운 성질의 한방차를 즐겨보자. 생강차, 계피차, 인삼차 등은 몸을 따뜻하게 해 준다. 그 밖에 뜸 요법으로 곡지혈, 족삼리혈, 중완혈, 기해혈, 관원혈, 폐유혈, 고황혈, 백회혈 등 면역력을 높일 수 있는 경혈 자리에 뜸을 떠서 체온을 높이는 방법도 있다.

몸을 따뜻하게 하면 건강뿐 아니라 젊음을 유지하는 데도 도움이 된다. 체온 1도를 올리면 면역력은 5~6배가 올라간다. 또한, 체온을 올리면 효소의 작용이 활발해져 신진대사가 원활해지면서 몸의 노폐물이나 어혈을 제거하는 데도 도움이 되며 비만에도 효과적이다. 체온을 올리는 뜸 요법, 온욕법, 반신욕, 수욕, 족욕도 이용해 보자. 가정 내에서 좋아하는 허브나 입욕제를 준비해서 와인 한 잔과 함께 고급스러운 약탕욕도 즐겨보자. 주말에는 가족과 시설 좋은 사우나에서 휴식을 취하는 것도 미용과 젊음을 위한 쉬운 실천법이다.

# 05

# 면역을 위해
# 프로바이오틱스를 보충하라

　과민대장증후군으로 고생하는 친구가 있다. 시도 때도 없이 설사와 변비에 시달린다. 특히 밀가루 음식이나 고기를 먹은 날은 바로 설사한다고 한다. 성격도 예민하고 스트레스를 잘 받아 대중교통으로 이동하거나 할 때는 가끔 중간에 내려 화장실을 찾아다니기도 한다. 이런 증상 때문에 시험을 보거나 장거리 여행을 앞두고는 포기해야 할지를 심각하게 고민하기도 한다. 이들은 자주 불안장애나 우울증을 호소한다. 과민대장증후군도 몸의 장내 세균총의 불균형으로 인한 질환이라는 걸 아는가? 장내의 만성 염증, 유해균, 어떤 음식물의 불내증이 과민대장증후군을 일으킨다.

　우리 몸에서 소화와 흡수는 소장에서 가장 많이 일어난다. 소장의 길이는 무려 6m 내외이고 그 두께는 2.5cm나 된다. 대장의 가장 중요한 기능은 음식을 농축하고 저장하고 음식 찌꺼기를 배출하는 것이다. 소장, 대장을 합해서 100조 개가 넘는 장내 세균총을 유지하고 있다. 이곳에는 유익균과 유해균이 함께 군집해 균형을 유지하고 있다. 유익균이 우세하면 면역력이 우세하고 유해균이 유세하면 장내 세균총의 균형이 깨지면서 부패가 시작된다. 정상적인 장 점막을 보호하는 뮤신이 원활하게 분비된다. 음식물의 독소가 혈류로 유입되는 것을 막는 역할을 한다. 장 속 유해균이 많아지면 이들이 배출하는 독소로 장 점막이 손상된다. 장 점막 세포 사이의 치밀한 결합이 어떤 자극이나 손상으로 약해지면서 벌어진 틈 사이로 장내 독성물질이나 세균이 혈액 내로 유입되어 알레르기나 염증반응을 일으키고 면역시스템에 이상을 초래하는 여러 증상을 통틀어 '장누수증후군'이라고 한다.

장의 부패를 가져오는 원인을 보면 스트레스, 나쁜 생활습관, 식생활 때문이다. 예를 들면 담배, 흰 설탕, 산화한 기름이나 트랜스 지방, 동물성 지방, 가공식품, 알코올과 커피, 가열된 인스턴트 음식, 항생제 등이라 할 수 있다. 특히 고단백질식은 질소잔류물을 생성함으로써 장내 부패의 큰 원인이 된다. 또한, 항생제 남용은 거의 장내 유익균, 유해균 할 것 없이 융단폭격을 가해 전멸에 이르게 한다. 또한, 항생제에 내성이 생긴 슈퍼박테리아로 생명을 잃는 예도 있다. 그러므로 항생제는 단시간 내에 복용하며, 프로바이오틱스를 함께 복용해야 한다.

오염된 혈액이 온몸을 돌면서 두통, 어깨 결림, 요통, 경통, 콧물, 현기증, 이명, 수족냉증, 코피, 설사, 변비, 생리통, 과민대장증후군, 알레르기, 만성피로, 비만, 잦은 감기, 감염증, 고혈압, 동맥경화, 크론병, 구취, 치주염, ADHD, 불면증, 우울증, 불안증 등 다양한 질병과 연관 관계가 있다고 밝혀지고 있다. 모든 질병은 장내 이상 상태로부터 생긴다. 그래서 장에 부족한 유익균을 보충해 질병의 예방과 치료를 돕는 '세균

요법'이 등장했다. 이때 사용되는 유익균을 '프로바이오틱스'라고 한다. 프로바이오틱스는 작은 지방산을 생산해 장 용모에 바르고 잘 관리하여 영양분, 미네랄, 비타민을 더 잘 흡수한다. 또한, 장내 세균총을 점령하여 면역력을 높여 설사, 변비, 알레르기, 유당 불내증, 비만, 관절염, 당뇨 등 새로운 영역까지 좋은 결과를 보여 주고 있다.

미국의 젠센 박사는 궁극적으로 젊어지는 건강법의 시작은 장(腸)의 오염을 고치는 것이라고 주장한다. "장이 체내의 각 기관과 연계해서 기능하고 있다는 사실을 증명하고 있다. 생체의 건전함이란, 각 기관 조직 하나하나의 건전성에 의존한다. 가령 장이 온전하지 않으면 이것은 생체의 다른 기관에 전염된다. 이것이 장에서 시작되는 도미노 현상이다." 소장과 대장의 부패가 만병의 근원임을 다시 한번 확인하고 있다. 그러므로 장은 단순한 배설기관이 아니라 면역기관임을 우리는 인식해야 한다. 면역기관이 손상되지 않도록 장 건강을 잘 지켜야 한다. 이때 복병이 있는데 바로 항생제 복용이다. 요즘은 인식이 많이 바뀌어 감기약에 항생제를 잘 처방하지 않지만 누런 콧물이나 그 밖의 감염증에 항생제를 복용한다. 항생제를 장기 복용하다 보면 내성이 생긴다. 내성이란 그 항생제를 사용해도 듣지 않는 현상이다. 또한 소화관, 피부 등에 살고 있던 세균이 사라지고 다른 세균이 서식하는 균교대 현상이 일어난다. 또한, 항생제로 인해 비타민이 결핍되거나 알레르기 현상이 일어난다. 또한, 여성 피임약도 체내 젖산균의 증식을 억제한다. 여성의 질 내에는 정상적인 젖산균이 상주하여 곰팡이 같은 미생물에 감염되지 않도록 보호하는 역할을 한다. 피임제를 사용하면 여성 질 내의 글리코겐 합성이 억제되고 이 때문에 젖산균이 증식하지 못하게 된다.

비만인들에게 희소식이 있다. 비만인들은 대개 변비가 있고 장내 세균 수가 대체로 적다. 고든 교수의 실험에 따르면 비만 생쥐의 장내 세균총은 페르미쿠데스 균주가 90% 이상이었고, 박테로이데테스 균주가 극소수인 3%를 차지했다. 이 쥐들에게 저지방, 저탄수화물 식이를 섭취하게 하니 박테로이데테스 균주가 30% 증가하면서 정상 생쥐와 유사한 장내 세균총을 형성했다고 발표했다. 장내 세균의 종류가 달라짐에 따라 비만 여부가 결정된다는 사실을 밝혀낸 것이다. 비만의 원인을 하나 더 찾아냈다. 바로 염증이다. 비만, 당뇨, 높은 콜레스테롤 수치 등 신진대사에 문제가 있는 환자의 혈액에서 염증이 발견된다. 이런 염증을 '무증상 염증'이라고 하는데 박테리아 표면에 염증 신호물질을 가지고 있다. 기름진 음식물을 많이 먹었을 때 염증 신호물질이 혈액으로 돌입한다. 갑상샘에도 영향을 주어 갑상선호르몬 생산에 지장을 주고 지방 연소가 더 느려진다. 무증상 염증은 비만하게 만드는데 박테리아만 무증상 염증을 일으키는 것이 아니다. 호르몬 불균형, 에스트로겐, 비타민 D 결핍, 글루텐 함량이 높은 음식물도 무증상 염증을 일으킨다. 그러므로 다이어트를 하고자 하는 사람이라면 우선 유익균을 장내 세균총에 보충해야 할 것이다.

　장 기능과 뇌의 연관성에 관한 연구가 발표되고 있다. 장내 세균총의 균형이 깨져 독소가 많아지면 염증 수준이 높아지고 이것이 우울증에 영향을 준다고 한다. 우리가 흔히 알고 있는 행복 호르몬이라 불리는 세로토닌은 95%가 장에서 생성되고 2%만이 뇌에 존재한다. 또한, 유익균이 스트레스를 받을 때 분비되는 코르티솔을 조절하므로 불안과 우울감을 개선하는 데 탁월하다고 하니 새로운 발견이 아닐 수 없다. 내 행복과 기분 조절을 위해 내 장내 세균을 개선하라는 메시지는 참 인상적이다.

　그렇다면 이렇게 기분이나 정서뿐 아니라 신체 모든 건강에 광범위하게 영향을 미치고 특히, 젊음 유지와 노화 방지를 위해서 유익균을 늘리는 방법에 대해 알아보자. 약국에서 프리바이오틱스(prebiotics)를 구매한다. 프리바이오틱스는 특정 음식물을 통해 유익균을 지원하는 것이다. 예를 들면 치커리에서 추출한 이눌린(Inuline)이나 우유에서 분리한 갈락토 올리고당을 구할 수 있다. 즉 유익균을 성장시킬 수 있는 성분은 프락토올리고당이다. 이것은 유익균의 먹이가 되고 증식하는 데 도움을 준다. 프락토올리고당은 대부분은 소화효소에 의해 분해되지 않고 대장에서 장내 균에 의해 발효된다. 발효의 결과로 장내 환경을 산성화하며 장내 균이 사용할 수 있는 에너지원으로 작용한다. 이런 제품은 유해균은 감소시키고 비피도박테리아와 락토바실루스에 효율적으로 영양분을 공급하여 현저히 증가하게 한다. 또한, 프락토올리고당은 장내 환경을 산성화하여 칼슘 흡수를 선택적으로 증가시키는 작용을 한다. 콩, 당근, 사과, 인삼, 복숭아 등 식이섬유가 풍부한 과일과 채소에 많이 함유되어 있다. 발효식품을 항상 먹자. 채소를 절여서 만든 발효식품에는 김치, 동치미, 장아찌, 오이소박이 등이 있다. 콩을 이용한 발효식품에는 된장, 간장, 고추장, 청국장이 있다. 이 밖에 발효유, 식초, 막걸리, 약주, 젓갈류, 홍어가 있다. 또한, 나는 6월이 되면 매실, 오디, 복분자를 사서 발효액을 만들어 음식에 설탕 대신 사용하고 있다. 몸에 좋은 물을 마시자. 하루 8잔 이상 생수를 마시자. 하루 커피나 차를 마신다고 수분을 섭취했다고 생각하면 오산이다. 커피나 녹차는 우리 몸에 유익하지만, 몸을 건조하게 만든다. 매일 과일과 채소를 5가지 이상 잘 챙겨 먹자. 식이 섬유소는 박테리아에게 좋은 먹이로 이용된다. 식이 섬유소 하루 권장량이 30g인데 우리는 너무 적게 먹고 있다. 장내에서 유익균에게 전투력을 위한 무기를 지원하는 것과 같다. 바쁘기도 하고 한꺼번에 여러 가지를 챙겨 먹기가 불편해서 가끔 해독주스를 만들어 먹는다. 종류는 내가 좋아하는 과일과 채소를 넣는다. 주로 사과, 바나나, 당근, 딸기, 망고, 토마토, 비트, 아로니아나 블루베리, 브로콜리, 양배추, 마 등이다. 이왕이면 음양오행의 5가지 색이 다 포함되면 더 좋다. 청색, 적색, 황색, 백색, 흑색이 오장육부로 들어간다. 되도록 유기농으로 준비하고 물 이외에는 아무것도 넣지 않는다. 섬유질 섭취가 부족하다면 시중에서 판매되는 프로바이오틱스(probiotics)도 구매해서 복용하자. 매일 적어도 유익균 10억~100억 개 이상 들어가 있는 혼합 균주를 선택한다. 4주간 꾸준히 먹어 보고 효과가 별로 없는 것 같으면 다른 균주로 바꿔 본다. 유기농, GMO Free, 글루텐 Free 식품을 선택한다. 그리고 고단백질 식사를 줄이고 고섬유질 식단으로 바꿔라. 1년에 한 번씩 2박 3일 효소단식하라. 여의치 않으면 하루 정도라도 효소단식하라.

우리 몸에서 장내 세균총의 중요성에 대해 알아보았다. 모든 질병은 장내 오염에서 시작된다. 또한, 젊음의 시작도 장내 건강이 좌우함을 알았다. 젊음과 건강을 위해서 유익균이 잘 생존하고 성장하기 위한 환경을 만들어야 한다. 오늘도 젊어지기 위해 과일주스를 한 잔 마시고 자야겠다.

# 06

# 경혈점만 잘 눌러 줘도
# 동안이 된다

내가 주말마다 힐링을 위해 가는 곳이 있다. 얼굴 마사지를 받으러 피부 관리실에 간다. 따뜻한 침대에 누워 이완된 몸과 얼굴을 맡긴다. 얼굴을 정성스럽게 세안하고 각질을 제거한 후 손으로 얼굴을 마사지할 때가 가장 편안하고 느낌이 좋다. '엄마 손은 약손'이라고 아플 때 엄마가 배를 쓸어 주거나 엄마가 무릎에 누이고 귀 이지를 제거해 주시면 얼마나 편안한지 잠이 스르르 오는 경험을 해 봤을 것이다. 아이를 키워 본 사람이라면 사람의 손 접촉이 얼마나 치료 효과가 있는지 잘 안다. 사람의 손으로 접촉을 통해 만지고 쓰다듬고 누르고 하는 동작이 어찌나 편안한지. 단지 얼굴과 목 부분을 마사지하는데 전신이 힐링 되고 피로가 싹 풀리는 느낌이다.

우리 얼굴에도 경혈 자리가 있다. 마사지하는 동안 경혈을 누르고 자극하는 것은 단지 얼굴을 자극하는 것이지만 오장육부까지 영향을 미친다. 우리 몸에는 12정경, 기경8맥, 361개 경혈이 있다. 경락의 기혈이 신체 표면에 모여 통과하는 부위, 즉 경혈이 신체 내 361개가 있다. 이곳에 침이나 뜸이나 지압 등 자극을 주어 내부 오장육부로 전달하여 치료하기도 하고 내부 장기의 상태가 경혈에 표현되기도 한다. 얼굴을 마사지할 때 누르고 만지는 자극이 얼굴의 혈액순환을 자극한다. 독소를 배출하며 얼굴 축소 효과까지 누릴 수 있다. 얼굴이 경혈을 자극해서 오장육부까지 영향을 미친다고 하면 놀라운 일 아닌가? 동양의학의 경락과 경혈은 마치 지하철 노선처럼 가로와 세로 거미줄처럼 연결되어 있어 어느 한 지점을 자극하면 그 지점과 연결된 내부 장기까지 자극이 전달된다는 얘기다. 인체는 전체가 유기적으로 연결되어 있고, 균형이 중요한 통합체이며, 자가 치유력이 있는 오묘한 존재다.

나는 피부 전문가는 아니다. 동양의학을 포함한 대체의학을 공부한 사람 관점에서 우리가 피부 관리실을 갈 수도 있지만 자기 스스로 조금만 관심이 있다면 우리 얼굴의 경혈을 자극해서 스스로 관리할 수 있다는 걸 얘기하고 싶다. 얼굴을 잘 세안하고 각질제거제나 효소 박피제로 1주일에 한 번 정도는 각질도 제거한다. 시중에 파는 마사지크림도 좋고 혹은 아로마 오일도 좋다. 여드름이 나는 사람이라면 마사지 제품에 유분이 없는 것이 좋다. 시중에 파는 해초가루 같은 유분이 없는 것을 사용하면 좋다. 마사지 제품이 준비되었다면 얼굴에 바르고 손바닥을 비벼서 열을 낸 다음 얼굴 전체를 피부 결 방향으로 쓸어 주고 쓰다듬어 주자. 될 수 있으면 얼굴 중앙에서 밖으로 쓸어 주고 눌러 주자. 얼굴에서 자극해야 할 경혈 자리를 알아보자. 5초씩 10회 정도 지압해 보자.

첫째, 찬죽혈이다. 눈썹이 시작되는 곳이다. 눈썹 머리 부분을 엄지를 이용해 약 3초간 지그시 눌러 준다. 눈썹 시작 부분부터 끝부분까지 눌러서 쓸어 주고 눈썹을 손을 꼬집듯이 집어도 준다. 책상에서 오랜 시간 작업을 하거나 눈이 피곤한 사람은 아플 수도 있다. 이곳은 눈 주위 근육과 신경이 있으므로 자극해 주면 눈도 맑아지고 피로도 풀린다. 눈의 탄력도 증가한다.

둘째, 사죽공이다. 눈썹 바깥쪽 끝이다. 이곳을 자극하면 두통이나 멀미에 좋다.

셋째, 태양혈이다. 눈썹 바깥쪽에서 1.5촌 떨어진 곳 보통 관자놀이 라고 움푹 들어간 곳이다. 편두통이 있을 때 자연스럽게 손으로 누르게 되는 곳이다. 편두통이나 혈관성두통에 좋다. 눈이 갑자기 붓고 아플 때 지그시 눌러 주고 올려 주면 눈가 주름 예방에 도움이 된다.

넷째, 정명혈이다. 눈의 안쪽이 시작되는 곳이다. 우리가 눈이 피로 할 때 자연스럽게 누르게 되는 곳이다. 이곳을 누르면 눈 주위 혈액순 환이 되고 피로가 풀린다.

다섯째, 동자료이다. 눈꼬리 뼈 부분이다. 여기를 누르면 눈이 붓거 나 다크 서클이 있을 때 얼굴 윤곽이 잡히고 독소와 부기가 제거된다.

여섯째, 승읍혈이다. 눈동자 중앙 바로 아래 부위로 다크 서클, 식욕 조절, 눈병, 구안와사, 눈의 떨림에 도움을 준다.

일곱째, 영향혈이다. 콧방울 양옆의 들어간 부분이다. 콧물, 코막힘, 비염 등에 좋은 혈이다. 자주 눌러 주면 코가 시원해지고 오뚝해진다.

여덟째, 거료와 권료이다. 거료는 눈동자 동공을 지나는 수직선과 콧 방울 아래 모서리를 지나는 수평선이 만나는 지점이다. 권료는 눈꼬리 외측 수직선과 콧방울 아래 모서리를 지나는 수평선이 만나는 지점이 다. 두 부위는 노폐물이 많이 모이는 곳으로 눌러 주면 노폐물이 빠지

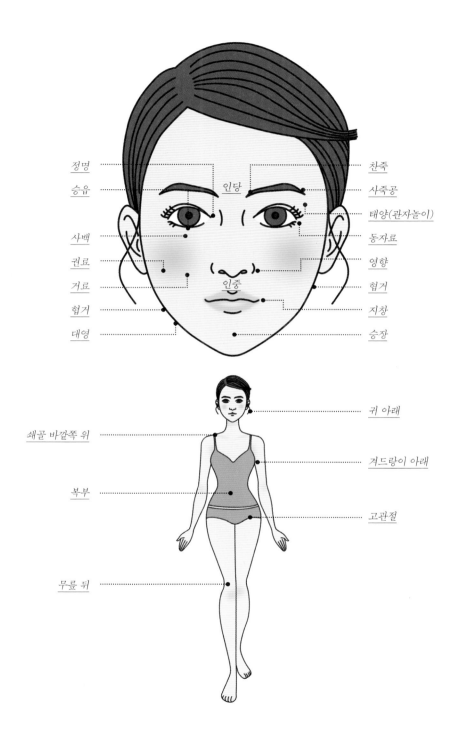

정명

승읍

사백

권료

거료

협거

대영

인당

인중

찬죽

사죽공

태양(관자놀이)

동자료

영향

협거

지창

승장

쇄골 바깥쪽 위

복부

무릎 뒤

귀 아래

겨드랑이 아래

고관절

고 탄력이 생기며 얼굴이 축소된다. 안면 근육경련에도 도움이 된다.

아홉째 인중과 승장이다. 인중은 코 아래 중앙 부위이고, 승장은 아랫입술 밑 0.5촌(바로 밑)이다. 두 부위를 지그시 눌러 주면 잇몸이 튼튼해지고 얼굴 부기를 빼 주며 식욕 부진, 재발성구강궤양에 도움이 된다.

열 번째, 지창이다. 입술 양쪽 끝 0.5촌이며 지창을 자주 눌러 주면 입안이 자주 헐거나 입술 경련, 구안와사에 좋다. 또한, 이곳은 미소 존으로 입꼬리가 올라가야 웃는 인상이 돼 호감을 줄 수 있다.

경락마사지는 얼굴 경혈 점을 아플 정도로 강하게 자극한다. 얼굴의 경혈 자리를 강하게 누르고 자극하면 근막을 자극해서 피부 탄력이 유지된다. 림프액의 노폐물이 빠지면서 부기도 빠지고 한결 갸름한 얼굴선을 유지할 수 있다.

인체의 면역력을 높일 수 있는 경혈로는 합곡, 곡지, 족삼리, 삼음교가 있다. 모든 질환에 두루 사용되는 경혈이다. 손으로 지압을 하거나 뜸을 떠 주면 면역력을 높이는 장수 혈이다. 우리 몸에 림프순환이 있다. 주로 노폐물을 배출해 주며 림프순환이 잘 안 되면 몸의 부기가 잘 빠지지 않는다. 림프샘이 모이는 곳이 주로 귀 뒤, 쇄골 위, 겨드랑이, 복부, 서혜부 등으로 전부 다 따뜻한 손으로 림프샘을 문질러 주고 쓰다듬어 주고 지그시 눌러 주자. 단, 너무 세게 누르면 안 된다. 가볍게 눌러 주면 림프순환이 잘되어 노폐물과 붓기가 잘 빠질 것이다. 특히 얼굴이 부을 때 세안하면서 귀 뒤를 눌러 주고 귀도 가볍게 당겨 주고 돌려 주자. 또한, 가벼운 전신 스트레칭도 림프순환을 원활하게 해 준다.

인간의 건강을 만드는 데 중요한 백회, 장강, 용천이 있다. 머리 정중앙 정수리에 있는 백회는 피로 해소가 되고 에너지 기가 모이는 곳이다. 공부하는 학생이나 정신노동을 많이 하는 사람은 수시로 두드리거나 눌러 자극을 주자. 강하게 장수한다는 엉덩이 꼬리뼈 끝과 항문 연결선상 중앙에 있는 장강, 기(氣)가 용솟음치는 연못이라는 용천은 발을 오므릴 때 발 중앙에서 앞으로 1/3 떨어진 움푹 들어간 곳이다. 이곳 3가지 경혈을 자주 누르거나 주무르거나 자극을 주면 기의 순환이 온몸 구석구석 순환이 잘되어 건강할 수 있는 곳이다.

우리 몸에는 어느 곳이나 오장육부와 연결된 경혈이 있다. 젊음과 건강은 어느 한 곳만 건강해서 가질 수 있는 것이 아니라 전신의 기혈 순환이 잘되어야 한다. 다행히 우리 몸을 잘 모른다고 해도 무심코 만지고 누르고 자극하는 부위가 모든 자극되어 오장육부를 이롭게 한다. 젊음과 건강을 생각한다면 기혈 순환이 잘되게 몸을 따뜻하게 하고 여유가 있을 때마다 얼굴뿐만 아니라 온몸 구석구석 애정을 가지고 만지고 쓰다듬고 지그시 눌러 주자. 내 몸의 오장육부가 활짝 웃을 것이다.

# 07

# 인체의 축소판,
# 귀를 터치하라

우리 몸에는 인체의 축소판이 여러 곳 있다. 손에도, 발에도, 귀에도 우리 몸이 반영되어 있다. 우리 몸이 반영된 귀를 통해 치료하는 것을 이혈요법이라고 한다. 이혈의 역사는 기원전 5,000년 전 중국의《황제내경》에 기록되어 있다. 1957년 프랑스의 의사 장폴 노지에(Dr. Paul Nogier)는 자기 병원을 찾아온 한 아프리카 환자를 통해 놀라운 사실을 접하게 된다. 귀에 불로 지진 듯한 흉터를 보고 물어보니 좌골신경통으로 고생하고 있었다. 마을에 의사면허는 없지만, 병을 잘 고치는 의사가 귀를 자극하고 화상을 입힘으로써 허리와 다리의 통증이 나았다는 놀라운 얘기를 듣게 되었다. 박사는 이 이야기를 듣고 이혈에 대한 연구를 시작했고, 오랜 연구 끝에 1957년 프랑스의 마르세유에서 개최된 국제침술학회에서 그가 연구한 이혈요법을 발표하였다. 이 내용이 독일, 중국, 일본 등에 알려지면서 의학박사들이 연구에 이르러 1990년 세계보건기구가 프랑스 리옹에서 주최한 국제학술대회에서 91개의 이혈 반응 점에 대한 세계표준이 만들어졌다.

귀를 보면 건강이 보인다. 귀는 인체의 축소판으로 귀를 자세히 들여다보면 마치 엄마 뱃속의 태아가 거꾸로 움츠리고 있는 모습을 연상하게 한다. 모양 그대로 인체와 아주 비슷한 상응 체계를 가지고 있다. 귀 안쪽에는 오장육부가 그대로 배열되어 있다. 귀의 위장 부분을 자극하면 위장의 운동이 활발해지고 요통이 있을 때 허리 부분을 자극하면 통증이 완화되는 원리이다. 귀를 지압봉이나 이쑤시개 같은 것으로 눌러보면 유난히 아픈 지점이 있다. 그 지점에 상응하는 신체장기의 문제가 있어 이미 질병이 되었거나 질병으로 발전할 가능성이 있는 곳이다. 귀를 보고 충혈, 돌기, 색의 변화, 형태 변화, 통증 등이 있을 때 진단과 함께 동시 치료가 가능하다. 누구나 쉽게 배울 수 있고 경제적이다. 부작용이 별로 없고 효과가 빠르며 적용 범위가 넓다. 100세 시대에 질병 예방을 위해서 자신이 스스로 배우고 활용할 수 있다는 게 가장 장점이다. 예전에는 이침, 즉 작은 침의 형태로 나와 있어서 사용하니 효과는 좋은데 통증이 있었다. 요즘은 압봉 형태로 귀에 작은 돌기가 있는 스티커 형태로 치료 전에 붙이면 효과도 좋고 통증도 없어 사용하는 데 거부감이 없다. 집에서 필자와 가족에게 종종 사용하는데 스티커 형태라 붙이는 데 아무런 거부감이 없다. 스스로 배워서 자신의 젊음을 위해서 혹은 불편감이 있는 곳에 활용하면 효과가 좋다.

이미 잘 알려진 금식(다이어트), 금주, 금연이 효과가 확실하고 탁월하다. 이혈을 붙인 이후 식욕이 줄고 담배 맛이 변하고 술을 마시고 싶은 욕구가 줄어든다. 만성질환 치료에 효과가 크며, 즉각적인 효과를 보이고, 부작용은 거의 없다. 진단과 치료가 동시에 이루어지며 모든 장기를 원상태로 돌려주는 기능이 탁월하다. 이혈은 체침이나 수지침에 비해 뇌에서 귀까지의 거리가 짧으므로 생체를 조절하는 효과가 크다. 석사 때 이혈요법을 연구해서 논문을 작성했다. 이혈요법은 체지방량을 줄이고 혈중 콜레스테롤을 향상하는 것을 알 수 있었다. 예전에 자주 두통, 생리통, 요통이 있어 자가 치료를 하고 도움을 받았다. 그런데 통증 완화뿐만 아니라 체지방 감소와 혈중 콜레스테롤 개선에도 효과가 있음을 확인할 수 있었다. 예전에 논문을 쓰기 위해 이혈 요법에 관한 연구를 찾아보았다. 국내에도 상당히 많은 연구가 진행되었고 두통, 비만, 생리통, 유선통, 어깨통증, 피부 가려움증, 피로감 해소 등에 관한 효과가 입증되었다. 치료 효과는 무궁무진하지만 여기서는 간단히 기초적인 몇 가지만 소개하고자 한다.

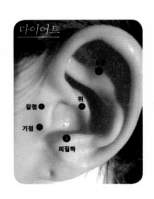

첫째, **다이어트**다. 신문, 갈점, 기점, 위장, 피질하점을 자극한다. 다이어트는 여자들의 평생 숙제이다. 우선 다이어트를 할 때 정신적으로 스트레스를 받는다. 신문은 정신적 고통을 다스리는 자리다. 갈점, 기점은 먹고 싶은 욕구를 다스리기 위해 추가한다. 먹고자 하는 욕구는 식욕 및 정신적인 욕망과 관련이 있으므로 피질하점과 위를 추가한다. 다이어트는 좀 장시간의 효과를 기대하기 위해서 2일에 1회 붙인다. 붙이는 시간은 1회 6~12시간이 적당하다.

둘째, **금연**이다. 신문, 갈점, 기점, 피질하, 기관지를 자극한다. 갈점은 갈증을 다스리고, 기점은 먹고 싶은 마음을 억제하는 자리다. 갈점과 기점은 다이어트, 금연, 금주에 다 사용한다. 담배는 니코틴에 대한 정신적인 갈망이므로 피질하를 추가한다. 신문은 정신적 안정과 스트레스를 완화한다. 금연은 기관지를 자극해 주면 좋다

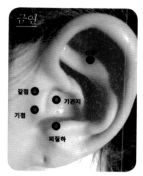

셋째, **금주**이다. 신문, 갈점, 기점, 간, 피질하를 자극한다. 역시 술을 먹고 싶은 요구를 줄이기 위해 갈점, 기점을 추가한다. 또한, 심리적 완화를 위해 신문을 추가한다. 술을 해독하는 간과 정신적 욕구를 위해 피질하와 간을 자극한다. 이렇게 하면 술맛이 변하고 욕구가 줄어든다.

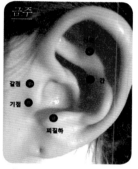

넷째, **여드름**이다. 신문, 내분비점, 위, 대장, 안면을 자극한다. 피부는 위장이나 대장 폐와 관련이 많아 위장과 대장을 자극한다. 우선 위장에 위염이나 위장 질환이 있으면 여드름이 난다. 또한, 10대 학업 스트레스와 왕성한 호르몬의 영향으로 여드름이 흔히 발

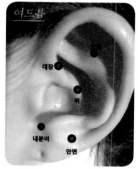

생하므로 내분비점과 신문을 넣는다. 변비가 있거나 독소가 많을 때도 여드름이 흔히 발생하므로 대장을 추가한다.

다섯째, **변비**다. 대장, 위, 폐, 신문을 자극한다. 변비는 대장의 하부에서 노폐물의 통과가 늦어져서 수분이 적은 딱딱해진 대변이 항문으로

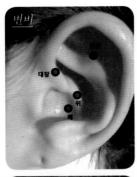

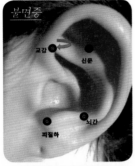

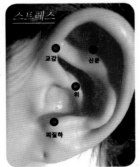

통과되는 것을 말한다. 보통 스트레스를 받거나 식이섬유와 수분섭취가 적은 식습관에 영향을 받는다. 또한, 장운동이 부족하거나 배출될 만큼의 충분한 양을 섭취하지 않았을 때 발생한다. 그러므로 변비를 예방하려면 충분한 수분과 식이섬유를 섭취한다. 장이 움직일 수 있도록 충분한 운동도 필요하다. 시간이 될 때 아랫배 장을 마사지해 보자.

여섯째, **불면증**이다. 신문, 뇌간, 피질하, 교감을 자극한다. 불면증의 원인은 다양하다. 낮에 스트레스나 긴장감에 의해 교감신경이 과도하게 흥분되었기 때문이다. 밤에는 교감신경보다 부교감신경이 활성화되어야 이완되고 잠을 잘 수 있다. 그러므로 자율신경계 조절을 위해 교감을 추가한다. 스트레스 이완을 위해 신문을 추가한다. 아울러 편안한 뇌의 수면중추를 위해 뇌간, 피질하를 추가한다.

일곱째, **스트레스와 화병**이다. 스트레스는 교감, 신문, 피질하를 자극한다. 화병은 교감, 신문, 명치, 피질하를 자극한다. 스트레스와 화병은 비슷하다. 화병은 유난히 한국 여성에게 흔하다. 요즘은 경제난과 무한경쟁 시대에 남성에게도 발생한다. 신문은 영혼이 출입하는 문이라는 뜻으로 정신문제에서 빠질 수 없는 자리다. 화가 모이는 곳이 양 유두 사이 단중이란 혈이다. 지금 한번 단중을 손으로 눌러 보라. 아프다면 화가 모여 있다는 증거다. 화병은 우리나라 특유의 억눌린 감정을 제대로 표현하지 못한 채 오랫동안 지속하여 온 감정이 신체적 증상으로 나타나는 것이다. 예를 들면 가슴이 답답하고, 가슴이 두근거리고, 자주 놀라고, 밤에 잠을 잘 못 이루고, 무기력하고 항상 피로하다. 스트레스나 화병은 몸이 여기저기 아프다. 신경도 예민해지고 쇠약하다. 그러므로 정신 및 신경계 질환은 교감, 피질하, 신문이 추가된다.

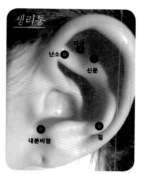

여덟째, **생리통과 생리불순**이다. 자궁, 난소, 내분비점, 침점을 자극한다. 난소 및 뇌하수체 호르몬을 자극하여 증상을 완화한다. 생리통은 기본적으로 자궁과 난소를 자극한다. 호르몬 조절과 월경통에 내분비점과 침점을 추가한다.

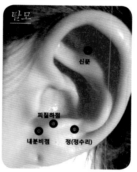

아홉째, **탈모 증상**이다. 내분비점, 피질하점, 신문, 머리를 자극한다. 과도한 스트레스, 내분비계 및 알레르기에 의해 발생한다.

열 번째, **갱년기 장애**다. 자궁, 난소, 내분비점, 피질하, 교감을 자극한다. 나이가 들면서 난소의 기능이 떨어지면서 여성호르몬 분비가 줄어들어 여러 가지 증상을 경험한다. 그

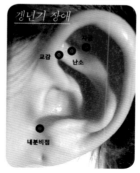

러므로 자궁, 난소, 내분비점을 자극한다. 가슴이 두근거리고 피부 탄력이 떨어지고 감정 기복이 심해지므로 피질하, 교감을 자극한다.

주의 사항이 있다. 이혈을 붙이기 가장 좋은 시간은 오전 6시에서 10시 사이다. 가능한 한 밤 10시부터 새벽 3시까지는 침을 붙이지 않는 것이 좋다. 생리 중에 이혈을 붙이면 통증이 심해질 수 있다. 임산부에게는 절대 이혈을 붙이지 말아야 한다. 이혈을 붙인 후 샤워나 목욕을 하려면 30분 전에 제거한다. 귀 알레르기나 부스럼 등이 있으면 먼저 치료한 후 이혈을 적용한다.

이혈 요법은 우리 몸의 축소판인 귀를 자극하는 방법이다. 배우기 쉽고 부작용은 없고 치료 효과가 우수하다. 금연, 금주, 다이어트 이혈 요법은 효과가 빠르고 검증되어 많은 사람이 이용하고 있다. 자신이 배워서 스스로 젊고 건강한 삶을 사는 데 비상상비약처럼 유용하게 활용할 수 있다.

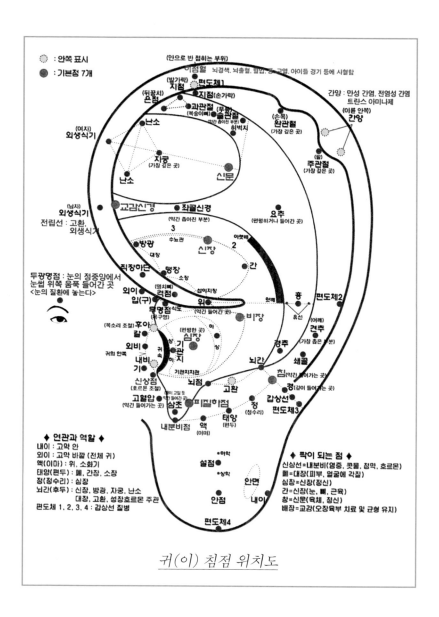

## 귀(이) 침점 위치도

# 08

# 괄약근 조이기 운동을
# 하라

우연히 뉴스를 보다가 어버이날을 앞두고 요실금을 겪고 있는 부모님들을 위한 '요실금 팬티'를 선물로 구매하는 자녀들이 많다는 기사가 났다. 요실금 증상은 자신의 의지와 무관하게 소변을 보게 되는 현상으로 고령화 현상이 지속하면서 발병률이 증가하고 있다.

통계청에 의하면 임신, 출산, 폐경, 노화로 요실금에 걸릴 확률이 30대 이후 40%로 추산되며, 노인의 경우 70% 안팎이다. 이에 시니어를 위한 요실금 팬티가 시니어의 삶에 역동성을 높일 것으로 예상한다. 요실금은 노화에 따른 시니어만의 문제가 아닌 출산을 겪은 젊은 여성에게도 말 못할 고민이다.

요실금은 남성보다 여성에게 빈번하다. 요도의 길이가 여성이 남성보다 비교적 짧기 때문인데 요도의 처짐, 느슨함, 골반의 틀어짐만으로도 일시적이고 만성적인 요실금 증상이 발생할 수 있다. 요실금의 증상은 소변이 마렵기 시작하면 참을 수 없을 정도로 심하게 마렵거나, 변기에 앉기도 전에 이미 소변을 흘리기도 한다. 기침, 재채기, 줄넘기, 달리기할 때 소변이 새거나, 소변을 볼 때 아랫배에 통증이 있거나 항상 아랫배가 불편하고 소변을 봐도 시원한 느낌이 들지 않는다. 물 흐르는 소리를 들으면 소변이 마려운 느낌을 받거나 밤에 화장실을 수시로 가게 된다. 여성에게 임신과 출산은 삶의 큰 이벤트이자 변화의 터닝포인트이다. 임신과 출산, 노화를 겪으면서 질 이완과 동시에 괄약근, 골반 근육의 손상이 진행되어 나타나는 증상이다. 요실금은 원인에 따라 종류가 다양하다.

80~90%가 복압성이다. 노화, 출산 등으로 방광과 요도를 지지해 주는 골반 근육이 약해지거나 소변이 새지 않도록 막아 주는 요도괄약근이 약해지면 발생한다. 기침, 재채기, 웃을 때, 줄넘기, 무거운 물건을 들 때 등 갑자기 배에 압력이 상승할 때 소변이 새게 되는 현상이다. 정상적이라면 방광에 소변이 차면 자연스럽게 방광의 용량이 늘어나고 400~500cc 정도까지는 방광의 압력에 큰 변화가 없는 것이 정상이다. 복압성의 경우는 요도의 여닫는 괄약근이 약해져 있는데 가장 흔한 원인은 임신, 출산, 폐경이나 자궁적출술 같은 수술이다.

남성의 경우는 전립선 수술이나 요도 손상이 가장 흔하며, 지속해서 기침이 유발되는 천식도 원인이 될 수 있다. 절박성은 방광 과민반응 및 비정상적인 방광수축으로 갑작스러운 요의를 참지 못해 자주 소변을 보는 증상이다. 요실금 환자 중 약 20%가 겪고 있는 절박성 요실금은 소변을 비이상적으로 자주 본다. 하루 8~10회, 밤에도 3~4회 정도 화장실을 자주 간다면 요실금을 의심해 봐야 한다. 소변이 조절되지 않는 증상이다. 혼합성의 경우는 복압성과 절박성이 한꺼번에 일어나는 현상이다. 이런 요실금의 증상이 심할 경우 대인기피증이나 불안감, 우울감이 일상생활에 지장을 줄 정도면 진료를 받아야 한다.

그렇다면 일상생활에서 요실금을 예방할 수 있는 방법으로는 어떤 것들이 있을까? 복압성의 경우 경우 복부비만이 원인이 될 수 있으므로 적절한 체중을 유지하는 게 좋다. 이뇨작용이 높은 음식은 되도록 피한다. 대표적으로 커피, 녹차, 알코올 등이다. 골반 하부 근육운동이다. 일명 '케겔 운동'이다. 1948년대 미국의 산부인과 의사 아널드 케겔이 개발한 운동으로 처음에는 요실금, 변실금 환자의 치료 목적으로 개발되었지만, 그 후 부수적으로 성 기능 개선과 불감증에 효과가 있다고 알려져 있다. 방법은 처음 3초 동안 대소변을 참을 때처럼 항문 주위 근육을 조여 주고 1~2초 쉰다. 익숙해지면 시간을 점차 늘려서 10초가량 근육을 조여 주고 10초 동안 이완시킨다. 이처럼 '10초 수축', '10초 이완'을 10회 반복하는 것이 1세트이며 보통 하루 5세트를 한다. 케겔 운동 시 항문 주위 근육을 수축시킨다. 매일 꾸준히 2~3개월 정도 하면 달라진 점을 스스로 느낄 수 있다.

요실금, 변실금 증세 개선, 자궁 탈출증 예방, 출산 후 질이나 회음부 회복, 질 근육 강화로 성감 향상에 도움이 된다. 그 밖에 요도, 자궁, 질을 받치고 있는 골반 하부 근육을 수축과 이완을 반복하여 근육의 힘을 키우는 운동을 하면 질 수축뿐만 아니라 요실금 예방에도 도움이 된다. 방법은 다음과 같다.

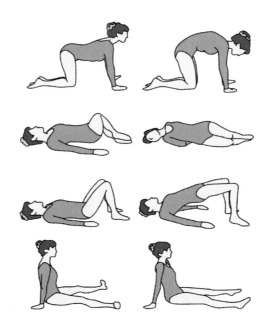

　'브릿지 운동' 자세로 무릎을 구부리고 등을 바닥에 대고 편하고 눕는다. 숨을 들이마시면서 골반 하부를 둥글게 천천히 들어 올리면서 동시에 골반 하부 근육을 수축한다. 멈춘 상태로 5~10초간 자세를 유지한 후 숨을 내쉬고 천천히 힘을 빼면서 원상태로 돌아온다. 다른 운동은 '고양이 자세'처럼 엎드린 자세를 취한다. 서서히 등을 둥글게 하면서 동시에 골반 하부 근육을 수축한다. 멈춘 상태에서 5~10초간 자세를 유지한 후 서서히 힘을 빼면서 원상태로 돌아온다. 이런 동작을 5~10회 반복한다. 케겔이라 하면 항문을 조이는 운동이라고 알고 있는데 정확한 부위는 항문이 아닌 골반 하부 근육이다. 하루 5~10분 정도 투자하면 2주 후에는 골반 하부 근육이 달라진 것을 알 수 있다. 아마

요가나 필라테스를 해 본 사람은 이 동작을 쉽게 이해하고 따라 할 수 있을 것이다. 반드시 호흡과 함께 하는 것이 효과가 좋다. 서서 하는 자세는 다리를 골반 너비만큼 벌리고 양손은 골반 위에 댄다. 숨을 들이마시고 멈춘 뒤 골반 하부 근육을 10초 동안 앞으로 끌어당기는 느낌으로 수축한다. 숨을 천천히 내쉬면서 10초간 이완한다.

다음 단계로는 질의 근육을 앞으로 끌어올리듯이 뒤에서 앞으로 수축하고 다시 풀기를 반복한다. 엉덩이 사이에 동전을 끼웠다고 상상해 보고 골반 하부 근육에 힘을 준다. 방귀를 참는다는 생각으로 또는 항문을 위로 당겨 올린다는 느낌으로 수 초간 항문과 골반 근육을 수축시켰다가 이완하는 것을 반복한다. 꾸준하게 골반 근육운동을 하면 골반 근육이 강화되어 요실금을 예방할 수 있다. 특히 출산 후 요실금이나 질 수축에 도움이 된다.

요실금은 자존감을 떨어뜨리고 일상생활에도 지장이 많다. 특히 여성들은 임신과 출산을 겪으면서 이런 증상을 한 번쯤 경험하게 된다. 요즘은 젊은 여성들에게나 노화 과정에서도 흔한 증상이다. 시간이 될 때마다 하루 10분 정도는 이너뷰티를 위한 케겔 운동을 실천해 보자. 100세 시대 고령화 시대에 요실금 팬티가 상품으로 인기가 있는 걸 보면 분명 요실금 같은 불편감을 감수하고 사는 사람들이 많다는 간접증거이리라. 참지 말고 전문의와 상담도 하고 운동도 열심히 하자. 방법도 간단하고 쉬우니 사무실에서나 대중교통을 이용할 때도 힘! 수축하고 이완하라.

# 09

## 부항으로 혈액을
## 건강하고 깨끗하게 하라

미국의 수영 황제 펠프스가 2016년 리우올림픽 남자 계영 400m에서 통산 19번째 금메달을 목에 건 후 등과 어깨에 남아 있던 부항 자국으로 큰 주목을 받은 일이 있다. 펠프스가 즐기는 부항 요법은 국제올림픽위원회 규정에 어긋나지 않지만, 러시아 국영 TV는 "부항은 금지약물과 같다."라며 의문을 제기했다고 영국 일간 〈가디언〉이 보도한 일이 있다.

부항은 오래전부터 동서고금을 막론하고 전 세계적으로 많이 사용했던 방법이다. 고대 이집트, 그리스, 로마, 중동 등 중세를 넘어 근대까지 동양이 아닌 곳에서도 부항을 사용했다고 한다.

어깨가 결리거나 어디 통증이 있어 한의원에서 부항을 한 번쯤 떠보았거나, 사우나에서 부항 자국이 있는 사람을 보았을 것이다. 부항요법은 음압을 이용하여 국소적 부위에 진공상태를 유지한다. 전기 기계적인 영향과 온열 효과를 유발하여 가스교환과 정혈작용을 촉진한다.

효과는 정화된 혈액이 체내의 세포를 활성화해 신진대사를 촉진하고, 흥분 상태를 진정시키는 작용이 있는 것으로 알려져 있다. 음압을 이용해서 모세혈관을 자극하게 되는데 과자극에 의한 자가용혈 현상을 유발하여 노폐물이 배출되면서 혈액을 정화하는 원리이다. 음압을 이용하게 되면 어혈과 습담을 제거할 수 있으며, 피부호흡을 통해 독소를 배출하여 혈액을 정화하고 기혈순환을 원활하게 하는 데 목적이 있다. 우리 몸 안에 쌓인 독소나 어혈을 제거하기 위해 사용된다. 주로 어깨 통증이나 허리 통증 등 근골격계 통증에 많이 활용된다. 부항은 건부항과 습부항이 있다. 건부항은 출혈 없이 근육을 풀어 주기 위해 부항만을 부착하는 방식이다. 건부항은 부항을 음압을 이용하여 피부에 부착하는 것인데, 피부를 통해 가스가 배출되고 노폐물이 제거되는 효과가 있다. 특히 기혈이 뭉친 근육을 풀어 주는 데 효과가 좋다. 습부항은 피부를 침으로 찌른 후 부항을 부착해 몸속의 나쁜 피를 제거하는 방식이다. 어혈 등 몸속의 나쁜 피를 제거하고 기혈순환을 원활하게 하는 데 목적이 있다. 습부항은 급성질환 및 각종 통증 완화에 탁월한 효과가 있다. 그렇다면 부항의 효과에 대해서 자세히 알아보자.

어혈과 독소 등 체내에 쌓인 노폐물을 제거하여 체질을 개선하고 면역력을 증진한다. 등에 배부경혈이 척추와 나란하게 배열된 척추신경 및 자율신경의 위치와 대부분 일치한다. 배부경혈에 부항 자극은 자율신경을 조절하는 조직이나 장부에 영향을 줄 수 있다. 실제 연구 결과에서 부항 자극이 교감신경 항진증에는 교감신경을 안정시키고, 부교감신경은 활성화하는 효과가 있었고, 정상인의 경우에는 유의한 효과가 없었다. 그러므로 교감신경과 부교감신경의 균형과 조화를 회복시

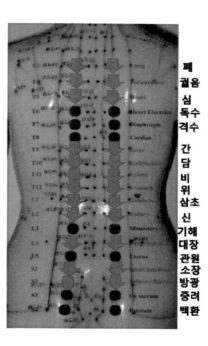

키는 효과가 있는 것으로 생각된다. 그 밖에도 어깨통증 감소, 피로감 해소, 총 콜레스테롤 감소에 관한 결과도 보고되었다. 타박상이나 급성 염좌 등 붓고 통증이 심할 때 효과적이다. 한 연구 결과에 의하면 급성 경추, 요추 염좌 환자 즉 경항통과 요통 등의 통증 감소에 효과가 있다. 부항을 통해 막힌 기혈을 자극해 기혈 순환을 원활하게 해 준다. 기혈 이 막히면 통증이 유발된다. 그러므로 막힌 기혈을 순환시켜야 통증이 완화된다. 등에 오장육부 장기와 상응하는 배부 경혈이 있어 이 부위에 부항을 뜨면 내장 활동을 조절해서 내과 질환에 효과를 보인다. 또한, 자율신경을 안정시켜 숙면하게 한다. 부항을 뜨면 처음에는 통증이 있 으나 조금 시간이 지나면 몸이 이완되어 잠이 오는 증상이 있다. 부항

요법을 주 2회 8주간 16회 비만인에 적용한 연구 결과에서 부항 자극이 허리 둘레, 엉덩이 부위 둘레, 넓적다리 둘레, 종아리 둘레에 효과가 있는 것으로 보고되었다.

등 위에 척추 주변으로 배수혈이 길게 나열되어 있다. 주로 이곳에는 각기 상응되는 장기가 있다. 이곳에 부항을 뜨면 그 해당 장기를 조절하는 효과가 있다. 아울러 부항을 제거하면 그 부위에 색소가 각기 다르게 나타나는데 그 색소의 짙고 옅음을 보고 장기의 상태를 진단하기도 한다. 건부항의 경우 가정에서 셀프요법으로 사용이 가능하다. 부항을 뜰 때 주의사항은 다음과 같다.

피를 빼면 시원하다고 무조건 피를 빼는 부항이 좋은 것은 아니다. 피를 빼는 습식부항은 타박상을 입었거나 질병이 오래되어 어혈성으로 변한 경우에 시행하는 것이다. 함부로 피를 빼서는 안 된다. 부항의 개수는 10개를 넘지 않아야 한다. 부항을 많이 뜬다고 좋은 것은 아니다. 식전, 운동 전, 목욕 전에 부항을 뜨는 것이 좋다. 횟수와 시간은 일반적으로 주 2~3회 정도 한 번 할 때는 3~5분이 적당하며 10분이 넘지 않도록 하는 것이 좋다. 골절 부위는 시술을 삼가야 한다. 임산부도 시술하지 않는다. 습부항의 경우는 피를 뽑는 과정이 있으므로 전문 한의사에게 치료를 받는 것이 좋다.

독소 제거는 피부를 통해서도 가능하다. 피부도 호흡을 하기 때문이다. 피부를 통해 독소를 제거하는 풍욕에 대해 알아보자. 얼마 전 〈미운 우리 새끼〉란 예능 프로그램에서 박수홍과 윤정수가 시골 마을에 가서 풍욕을 하는 장면이 잠시 나왔다. 한겨울에 잠시 베란다에 알몸으로 나갔다가 방에 들어와서 이불을 뒤집어쓰는 장면이 있었는데, 풍욕에 대한 자세한 설명이 없다 보니 뭘 하는지 모르고 다들 웃기에 바빴다.

풍욕은 프랑스 로브리의 방법을 개량한 것이다. 피부의 표재 정맥혈과 림프관에 충분한 수축과 확장 작용을 통해 혈액을 정화하고 혈액 중의 세균을 제거하며 혈액순환을 원활하게 함으로써 면역력을 증진한다. 보온이 잘되고 밀폐된 실내에서 항상 두껍게 옷을 입고 활동하는 것은 몸에 해롭다. 인간도 피부 호흡을 하기 때문이다. 특히 어린아이는 먹는 음식물의 72~77%가 열이 되어 피부로 발산되고, 10%는 대소변으로 배출된다. 체중 증가의 역할을 하는 것은 겨우 13~18%뿐이다. 그러므로 피부 호흡과 정화가 중요하다. 풍욕은 처음에는 방문을 열고 나체로 20초간 노출하고 문을 닫고 옷을 입고 평상에 누워서 1~2분간 몸을 덥힌다. 다시 문을 열고 30초간 나체로 노출하고, 문을 닫고 옷을 입고 1~2분간 몸을 덥힌다. 이렇게 40초간, 50초간, 60초간, 70초간, 80초간 문을 열고 나체로 노출하고 1~2분간 몸을 덥힌다. 다시 90초간 나체로 노출하고, 2분간 몸을 덥힌다. 100초간 나체 노출, 2분간 몸 덥히기, 110초간 나체 노출, 2분간 몸 덥히기, 120초간 나체 노출, 마지막으로 경침으로 잠시 휴식을 취하며 끝낸다. 개방되어 노출하는 방과 몸을 덥히는 방을 왕복하는 것도 한 방법이다. 몸을 덥힐 때 입는 옷은 될 수 있는 한 두꺼운 것을 둘러쓴다. 단, 땀이 나지 않을 정도로 조정한다. 시간은 원칙적으로 해뜨기 전에서 오전 10시경까지, 저녁에는 오후 10시경이 좋다. 식사 후 30~40분, 식사 전 1시간은 피하는 것이 좋다. 횟수는 원칙적으로 1일 3회가 좋다. 기간은 처음 시작해서 30일간은 절대로 쉬지 말고 계속한다. 이 요법을 실행하는 중에 나타나는 발진이나 가려움은 독소가 제거되는 반응이므로 걱정하지 않아도 된다.

다음은 냉온욕법이다. 냉온욕법은 림프샘의 순환을 돕고, 림프액의 독소 제거에 탁월하다. 전신 냉온욕이 이상적이지만 하반신만 냉온욕 해도 좋다. 온수와 냉수 두 개 욕탕을 만들고 온수는 44도, 냉수는 14.5도 정도로, 온도차가 30도 정도 되는 것이 좋다. 먼저 온수에 1분간, 다시 냉수에 1분간 이렇게 냉수와 온수를 3회씩 번갈아 반복하고 반드시 마지막에는 냉수로 마친다. 평상시 입욕은 물기를 잘 씻고 공기 중에 6분 정도 몸을 말린 후에 옷을 입는다.

모든 질병은 혈액 오염에서 시작된다고 한다. 특히 현대는 무분별한 육류 위주의 식단과 식품첨가물이 들어간 패스트푸드, 인스턴트 음식, 찬 음식, 스트레스, 냉기 등이 우리 몸에 독소를 쌓이게 하는 원인이다. 그러므로 건부항이나 풍욕, 냉온욕, 호흡법 등을 이용하여 우리 몸의 독소를 제거하고 혈액을 정화해 젊음을 유지하자.

# 10

## 아로마를 통해
## 심신의 밸런스를 맞추자

　살면서 마음의 감기라는 우울감을 느껴 본 적이 있을 것이다. 그것이 어느 때인지 인식을 못했을 뿐이지 지나고 생각해 보니 어느 땐가 밤잠을 잘 못 자고 식욕이 떨어져서 살이 쫙 빠지던 그때가 바로 나에게 우울감이 왔던 시기였다. 우울감이 찾아온 그때는 아로마 향초나 증기 램프를 주로 이용했었다. 성인 중 15%는 일생에 한 번 이상 우울증을 경험한다. 특히 여자가 25%로 남자보다 높다. 우리나라의 경우 우울증 유병률은 남자 약 2%, 여자 6% 정도이며 남자보다 여자가 약 2배 높다. 신체적인 요인이 아닌 경증의 우울감, 단순히 환경적인 스트레스에서 발병한 것은 향기 치료 즉 아로마요법을 적용한다. 이처럼 아로마요법은 걱정, 우울, 스트레스, 불면, 불안, 통증, 염증, 집중력, 자율신경계 안정 등 보완대체요법으로 활용되고 있다.

　아로마를 식물의 페로몬이라고 부르는 것은 식물이 스스로 조화와 균형을 가지고 자기방어와 보호, 생식을 위하여 향을 만들어 내기 때문이다. 대부분의 아로마는 균형을 이루어 정상으로 돌아오게 하는 효과가 있는 물질을 포함하고 있다. 식물과 인간은 화학적 전달물질이 유사한 구조를 갖는 물질이 많으므로 아로마를 흡입하거나 피부를 통해 인체에 흡수되면 심리적, 약리적, 생리적 효과를 나타낸다.

아로마는 흡입하면 바로 후각신경을 통해 뇌의 변연계로 전달되고 변연계에서 해마로 뇌하수체로 그리고 시상하부로 전달된다. 시상하부는 뇌하수체의 호르몬을 활성화하고, 자율신경을 조절한다. 세로토닌이라는 행복 호르몬 분비를 촉진해 긴장감, 불안감, 우울감을 감소시킨다. 아마 세로토닌은 익히 많이 들어서 알고 있을 것이다. 또 변연계는 분노, 공포, 슬픔, 기쁨 등의 정서 반응과 성적 감각을 포함하는 중추이다. 그러므로 아로마는 변연계와 자율신경계에 영향을 주어 신체뿐만 아니라 심리에도 영향을 미친다.

여성은 평생 생리, 임신, 출산, 갱년기 등을 겪으면서 호르몬에 따라 심리 상태가 사춘기의 질풍노도보다 더한 파고를 넘나든다. 호르몬 분비가 불균형해지면 생리통, 생리불순, 생리 전 증후군, 불안감, 우울감 등 다양한 감정을 온몸으로 겪어 내야 하는 시기가 있다. 이럴 때 아로마를 활용하여 마음속에 폭풍을 좀 가라앉히는 데 도움을 받는 것도 현명하다.

호르몬 균형에 도움을 주는 아로마 오일은 제라늄, 네놀리, 재스민, 로즈, 프랑킨센스 등이 있다. 이것들은 뇌에서 기분의 상승과 저하의 균형을 맞춰 주고 면역력을 높여 준다. 생리통, 생리불순에 도움이 되는 향유는 버가못, 클라리 세이지, 페티그레인, 카마모일 로만, 사이프러스, 제라늄, 주니퍼베리, 라벤더, 마조람, 로즈, 샌달우드, 일랑일랑, 펜넬 등이 있다. 월경전증후군에 도움이 되는 아로마 오일은 제라늄, 로즈우드, 네놀리, 일랑일랑, 클라리 세이지, 라벤더, 펜넬, 샌달우드 등이 있다. 갱년기, 폐경기 증상인 흥분, 우울, 과민 등의 증상에 도움이 되는 아로마 오일은 클라리 세이지, 제라늄, 로즈 등이 있다. 불면증은 라벤더와 마조람 향유를 혼합하여 램프 확산을 통해 잠들기 1시간 전 발향을 하면 좋다. 흥분이나 불안증 해소에는 라벤더, 카모마일, 샌달우드, 유향, 클라리세이지 등이 좋다. 집중이나 각성을 요하는 학생들은 로즈마리, 페퍼민트, 유칼립투스, 레몬 등이 도움이 된다. 또 기분을 상승시켜 주는 것은 시트러스 계열인데, 예를 들면 오렌지, 레몬, 자몽, 유자, 라임, 만다린, 버가못 등의 도움을 받을 수 있다. 카모마일은 만성 알레르기 비염 등에 좋고, 비가 오는 날 우울한 분위기를 바꾸려면 오렌지 향유를 발향하면 좋다. 벌레나 곤충을 쫓는 데는 유칼립투스와 타임향이 많이 쓰인다.

펜넬, 클레이 세이지, 세이지는 화학 성분구조가 여성호르몬 에스트로겐 분자 형태 구조와 비슷하다 하여 여성 질환에 많이 쓰이지만, 아로마 오일은 섭씨 150도 이상의 고압 수증기로 증류해 추출하므로 단백질 변성이 일어나 호르몬 역할을 할 수 없고 그 효과가 입증된 것은 아니다. 개인적으로 꽃을 좋아해서 많은 향수를 보유하고 있다. 그중에서도 '로즈'가 함유된 향수를 개인적으로 가장 좋아한다. 사무실에서 생리 전 기분이 가라앉을 때는 로즈나 재스민 아로마를, 스트레스를 받거나 불면증이 있을 때는 라벤더를 자주 사용한다. 불면증에는 잠자기 전에 베갯잇에 라벤더나 로즈 오일을 한 방울 떨어뜨리고 자면 도움이 된다. 대학원 동기가 선물로 만들어 준 호르몬 균형에 도움을 주는 아로마를 잠들기 전에 한 번 뿌리면 감정도 안정되고 잠이 잘 와서 자주 애용한다. 사실 향기 이상의 효과를 바란다면 향수보다 아로마 오일이 더 효과적이다. 아로마 오일을 다양하게 사용하는 방법을 소개한다. 개인 취향대로 선택해서 사용하면 된다.

흡입법은 후각을 통하여 뇌 신경을 자극하여 호르몬 작용을 활성화하며 심리를 안정시키고 심신의 균형을 유지해 준다. 건식 흡입법은 아로마 오일 뚜껑을 열고 직접 향을 맡거나 손수건이나 티슈에 3~4방울 떨어뜨려 5~10분간 코로 들이마시는 방법이다. 불면증의 경우 베개나 잠옷에 한두 방울 떨어뜨려 사용한다. 증기 흡입법은 섭씨 40도 물에 아로마 오일을 떨어뜨려 수증기와 함께 호흡기로 흡입하는 방식이다. 발향법은 향초, 램프, 전기 발향기, 디퓨저를 통한 발향법으로 아로마를 실내에 퍼지게 한다. 공기를 통해 전염되는 바이러스 등의 예방이나 심리 안정, 실내공기 정화를 위하여 사용한다. 스프레이 분사법은 아로마를 알코올에 희석하여 스프레이 용기에 담아 분사해서 흡입하는 방법이다. 심리 치유, 공간 정화, 방충제 용도로 사용할 수 있다.

피부 도포법은 흔히 아로마 마사지할 때 사용되는 방법이다. 피부 상태를 개선하며 염증 완화, 신경계 진정, 피로 해소에 사용한다. 또한, 근육통을 완화하고 혈액순환, 림프순환을 촉진하기 위하여 사용하는 방법이다. 아로마 에센셜 오일은 고농도로 농축되어 있어서 피부에 사용 시 식물성 오일 즉 캐리어오일에 2~3% 정도로 희석해서 보디나 셀룰라이트 완화용으로 사용하며 얼굴은 0.2~0.5%로 희석해서 사용한다. 캐리어 오일의 성분은 대부분 리놀렌산, 리놀레산, 올레산과 같은 인체에 유익한 불포화지방산과 비타민, 미네랄을 풍부하게 함유하고 있어 피부 보호와 보습, 유연 효과가 있다. 캐리어 오일의 종류는 스위트 아몬드, 호호바, 포도 씨, 해바라기, 코코넛, 아보카도, 올리브, 로즈힙, 아르간 오일 등이 있으며, 사용 목적에 따라 특징, 효능과 점도를 고려하여 선택한다. 예를 들어 마사지에는 흡수성과 유연 효과가 좋은 스위트 아몬드나 호호바를 사용하고, 얼굴에 영양 공급과 탄력 유지 효과가 뛰어난 아보카도 오일에 에센셜 오일을 희석해서 사용한다. 만약 견과류에 알레르기가 있는 사람이라면 스위트 아몬드 같은 견과류에서 추출한 오일을 피하고 호호바 오일을 사용하는 것이 안전하다.

보통 바디용은 2% 농도로 희석하고, 얼굴용은 민감성이나 아로마 에센셜 오일의 안정도에 따라 0.2~0.5% 농도로 캐리어 오일에 희석해서 사용한다. 캐리어 오일 100ml당 1%인 1ml는 아로마 에센셜 오일 약 20방울이다. 캐리어 오일에 아로마 오일 2~3가지 섞어서 사용한다. 바디용 2%면 아로마 오일 40방울을 2~3종류 섞어 주면 된다. 얼굴용은 오일 100ml당 0.5%는 아로마 오일 10 방울 정도 2~3가지 섞어서 사용하면 된다. 예를 들면 얼굴 마사지용 0.5%를 만들려면 캐리어 오일인 호호바 100ml에 라벤더 4방울, 로즈 2방울, 제라늄 4방울을 섞어서 얼굴 세안 후 아로마 오일로 마사지하고 닦아내지 말고 잔다. 아침에는 반드시 세안해 준다. 보관은 캐리어 오일 대부분이 불포화지방산이 풍부하므로 쉽게 산화되고 빛과 열에 약한 성질이 있으므로 서늘하고 어두운 곳에 보관하는 것이 좋다.

욕조법은 피부에 원액이 직접 닿으면 피부나 점막 부위가 자극을 받을 수 있으므로 반드시 아로마 원액을 2% 정도로 희석해서 사용한다. 아로마 오일은 물에 용해되지 않으므로 희석제로는 꿀, 천연 소금, 우유 등을 사용한다. 혼합된 아로마 오일을 40도의 물이 채워진 욕조에 붓고 잘 섞은 후 15~30분 동안 몸을 담그는 방법이다. 전신욕, 반신욕, 수욕, 족욕 등이 있다. 스트레스를 받거나 긴장, 불안, 우울, 피로감이 있을 때 활용해 보자. 또한, 운동 후 근육통이 있을 때 로즈마리를 활용하면 좋다.

좌욕법은 요도염, 방광염, 질염, 부인과 질환, 치질, 치루 등 항문 질환에 사용하는 방법이다. 섭씨 40도 물을 대야에 담고 사이프러스, 티트리, 타임, 라벤더 등의 아로마 오일을 10방울 정도 사용하여 염증 완화, 조직 재생, 항문 질환에 활용한다. 이때 엉덩이를 대야에 담그고 환부에 잘 접촉되게 한다.

아로마의 부작용으로는 두통, 어지럼증, 오심, 재채기, 비염 증세 등이 있고 알레르기 반응은 개인차가 심하고 예측하기 힘들다. 부작용 증세가 나타나면 중단한다. 실수로 눈에 들어가면 즉시 냉수로 씻어 낸다. 향유를 피부 마사지용으로 사용하려면 원액 자체를 사용해서는 안 되며 반드시 캐리어 오일에 1~3%로 희석하여 사용해야 한다. 또한, 피부의 민감한 부위에 발라서 알레르기 사전 테스트를 하고 사용하며, 임산부나 어린이에게 사용할 경우는 전문가의 지시에 따라야 한다.

아로마 오일은 후각을 통해 빨리 뇌로 전달되어 호르몬을 활성화하고 자율신경계를 조절한다. 여성들은 생리, 임신, 출산, 갱년기를 겪으면서 많은 호르몬의 불균형으로 심리적 공황상태를 경험하는데 이때 아로마 오일을 흡입법, 피부 도포법, 욕조법, 좌욕법 등으로 잘 활용한다면 감정의 높은 파고를 지혜롭게 넘을 수 있을 것이다.

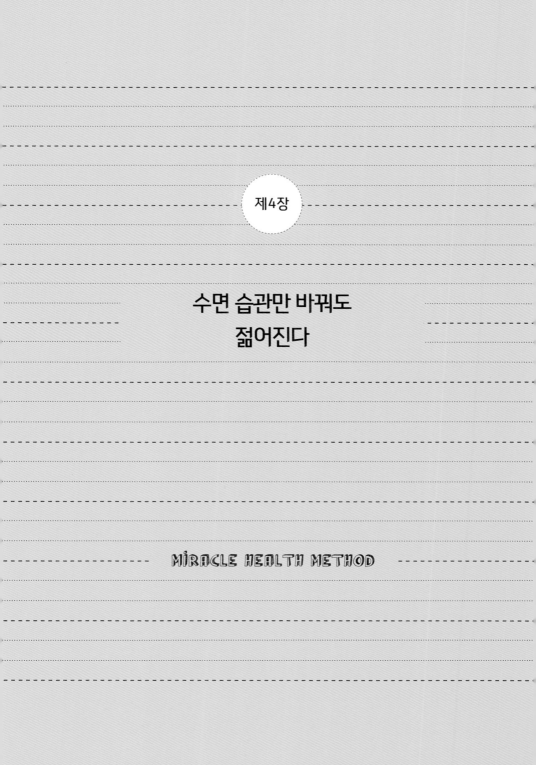

제4장

수면 습관만 바꿔도
젊어진다

MIRACLE HEALTH METHOD

# 01

# 수면은 사치가
# 아니다

최근 한 조사 결과 한국의 직장인 중 대부분은 잠을 자도 피곤한 만성피로에 시달리는 것으로 나타났다. 특히 하루 평균 6시간도 채 자지 못하는 사람이 절반이 넘었다. 한국 사회의 무한경쟁의 현실에서 뒤처지지 않기 위해 학생들은 5시간 수면도 어렵다. 그렇다고 학업을 마친 성인들은 좀 나을까? 천만의 말씀이다. 직장인들은 과도한 업무, 야근, 회식과 잦은 술자리 등 도대체 잠을 잘 수나 있을지 의문이다. 공부하는 학생, 성공을 향하는 직장인들이 충분한 잠을 자는 것은 사치일까?

우리 집에도 공부하는 아이가 있다. 학교를 마치고 나서 저녁 식사를 빨리 마치고 학원으로 향한다. 밤 10시 정도 수업이 끝나면 또다시 집 근처 독서실에서 공부하고 12시경에 집으로 돌아온다. 간식을 좀 먹고 씻으면 빨라야 1시 반 정도에 잠들고 아침 6시 반에 일어난다. 이렇게 5시간 정도 잠을 잔다. 이영주(2012) 석사 논문에 의하면 우리나라 청소년들의 평균적인 주중 수면시간은 6시간 43분 정도이며 67%가 수면이 부족하다고 느끼고 있다. 수면 부족이 청소년 우울과 깊은 관련이 있다. 수면시간과 만족감이 높을수록 우울 정서와 행동 장애가 감소하고 일상에서 즐거움과 자존감이 높아지는 것으로 증명되었다.

그럼 아이가 있는 엄마는 맘 편히 잘 수 있을까? 나의 경우는 워킹맘이라 아이가 일어날 때 늦어도 6시 반에는 함께 일어난다. 그리고 아이가 집으로 귀가하는 12시까지는 아이를 기다리다가 아이가 돌아오면 간식도 챙겨 주고 오늘 어떤 일이 있었는지, 몸 상태는 어떤지 등 함께 대화를 나누다 보면 어느새 새벽 1시에 가까워지는 시계를 보며 서둘러 잠자리에 든다. 그러다 보니 6시간을 자기도 어렵다. 이게 대한민국의 워킹 맘과 학생들의 현실이다.

그럼 학업을 마친 직장인들의 사정은 좀 나을까? 보통 아침에 출근해서 저녁까지 야근하고 늦게 술자리를 겸한 회식을 한다. 자정이 되어 집에 들어와서 짧은 잠을 자고 다시 이른 아침 출근을 한다. 정말 숙면이란 단어는 먼 나라 얘기다. 그러다 보니 항상 만성피로를 달고 다닌다. 아니, 얼굴에 '나 어젯밤 잘 못 잤다.' 혹은 '나 만성피로에 시달린다.'가 쓰여 있다.

현실이 이렇다 보니 정말 쉬는 날이 되면 밀린 잠을 자고 싶은 게 우리의 1순위 욕망이다. 특히 휴일 오후에 점심을 먹고 나른함에 소파에서 텔레비전 보다가 자연스레 잠자리에 드는 것이 어찌 그리 행복한지 모른다. 정말 소박한 바람이지만 이것도 그리 쉽지만은 않다. 토요일에는 또 나름의 일정이 있다 보니 이런 기회가 항상 오는 건 아니다. 안타깝게도 한국은 OECD 국가 중 수면시간이 가장 적은 편에 속한다. 수많은 직장인이 잠이 부족한 상태에서 매일 무리한 생활을 하다 보니 건강이 악화할 가능성이 상당히 크다. 젊음을 유지하는 수면과도 너무 동떨어진 생활을 하고 있다. 그렇다면 수면 부족의 증상은 무엇일까?

계속되는 피로함과 무기력함이다. 일상에서 잠이 부족하면 무기력함과 권태감, 피로감이 지속되어 두통이나 전신의 불편감이 있다. 이때 면역력이 떨어져서 감기에 걸리거나 각종 질병에 취약해진다. 최근 감기를 달고 살고 있다면 피로하다는 증거이다. 사람이 피곤하고 면역력이 떨어지면 먼저 감기에 걸린다. 시험 기간이 되면 학생들은 수면이 부족해져서 식욕이 떨어지는 증상이 있거나 또는 비이상적으로 에너지를 몸에 저장하려고 도리어 식욕이 왕성해지기도 한다. 보통은 늦은 시간 깨어 있다 보니 식욕이 왕성해져서 문제이다. 수면 부족이 식욕을 자극하고 그 결과 실제 비만과 체질량 지수, 허리둘레를 증가시킨다는 연구 결과가 있다. 또한, 수면이 부족하면 가장 많이 나타나는 증상이 기억력과 집중력 저하이다. 기억력과 집중력이 떨어지는 증상으로 의사소통이 어려워지거나 방금 한 말을 까먹기도 한다. 잠을 충분히 못 자면 스트레스를 받을 때 분비되는 호르몬인 코르티솔의 분비가 증가한다. 신경이 더욱 예민해지고 우울한 증상도 유발될 수 있다. 그러니 수면 부족에 시달리는 수험생이나 고등학생들이 예민하고 짜증이 늘어난다. 피곤하다는 간접증거다. 이렇듯 수면 부족은 피로감은 말할 것도 없고 심지어 안티에이징과 거리가 먼 비만까지 유발하는 원인이 되기도 한다. 현대인이 바쁘고 해야 할 일도 많지만 만사를 제쳐 두고 충분한 잠을 자야 하는 이유는 아래와 같이 다양하다.

잠이 부족하면 뇌 속에 치매 유발물질이 늘어난다. 의학 매체 〈메디컬익스프레스〉 등에 따르면 잠이 부족하면 뇌 속 알츠하이머성 치매 유발물질 분비가 늘어난다는 연구 결과가 나왔다. 미국 워싱턴주립대 의대 신경학과 랜들 베이트먼 석좌교수팀은 밤에 잠을 자지 않고 깨어 있으면 뇌가 알츠하이머 유발 단백질을 청소하는 것보다 생산하는 양이 더 많아져 남은 양이 쌓이게 된다는 연구 결과를 발표했다. 베타아밀로이드는 뇌의 정상적 활동에 따른 부산물이다. 이 단백질 성분이 지속해서 많아지면 일종의 찌꺼기(플레이크)가 쌓이고 이로 인해 뇌 신경 세포와 신경회로가 손상된다. 알츠하이머성 치매 환자들의 뇌 곳곳에 베타아밀로이드가 쌓여 치매의 주요 원인 물질 중 하나로 꼽힌다. 잠을 자는 동안, 특히 깊은 잠을 잘 때 뇌가 베타아밀로이드를 청소(제거)하며, 수면 무호흡증을 비롯한 수면장애가 있는 사람들의 경우 베타아밀로이드가 많이 늘어난다는 기존 연구 결과들이 있었다.

베이트먼 교수팀은 30~60세 8명을 대상으로 수면제 등 보조제 없이 야간에 정상적으로 잠자도록 한 뒤 36시간 동안 2시간마다 뇌와 척수액 속에 베타아밀로이드 수치를 측정했다. 4~6개월 뒤엔 잠을 자지 않고 밤을 새우도록 한 상태에서 같은 실험을 했다. 동시에 수면장애가 있는 환자에게 깊은 잠을 자도록 주는 약물을 실험 참가자들에게 복용케 한 뒤에도 베타아밀로이드를 측정했다. 그 결과 잠을 자지 못했을 때 베타아밀로이드의 수치가 정상적으로 잠을 잤을 때에 비해 25~30% 높았다. 이는 유전적으로 젊을 때부터 알츠하이머 증상이 나타나는 사람의 뇌 속 수치와 같은 수준이다.

연구팀은 또 깨어 있을 때와 잠을 잘 때의 뇌 속 베타아밀로이드 청소율은 같지만 깨어 있을 때 생산량이 훨씬 더 많아 결국 수치가 높아진다는 점도 발견했다. 기존 연구에서 잠이 부족하면 청소 능력이 떨어지기 때문으로 추정한 것과는 다르다. 베이트먼 교수는 '이번 연구결과 는 수면장애가 베타아밀로이드 생산-청소 메커니즘을 통해 인지능력 저하와 알츠하이머 위험을 키우는 요인임을 분명히 보여 준다.'라고 강 조했다.

또 수면 보조제를 복용한 사람들의 경우 정상적으로 잠을 충분히 잔 사람들보다는 베타아밀로이드 수치가 높았다는 점에서 정상 수면이 가 능한 경우 약을 먹고 잠을 더 잔다고 해서 적어도 베타아밀로이드 감 소 효과가 없다고 추정한다. 그간 연구에서 수면이 부족하면 심장이나 뇌혈관 질환, 당뇨, 고혈압, 비만 등의 위험이 더 커지는 것으로 나타났 다. 통상 65세 이상에선 알츠하이머에 걸릴 위험이 5년마다 2배씩 커지 는데 그 원인은 여러 가지겠지만 수면 부족이 중요한 원인 중 하나라는 증거는 점점 늘어나고 있다.

잠을 자야 하는 또 다른 이유는 휴식 그 이상의 잠의 기능에 있다. 사 람은 잠을 자지 않고서는 살 수가 없다. 하루만 잠을 설쳐도 집중력이 떨어져 생활 리듬이 엉망이고 업무에도 지장을 준다. 어릴 때 재미있는 소설책을 새벽까지 보거나, 새벽까지 영화를 보고 늦게 잠자리에 들곤 했다. 그날 하루는 정말 큰 실수를 안 하면 다행이지 정말 제정신이 아 니다. 특히나 나이를 한두 살 먹어 감에 따라 밤늦게 뭔가를 하는 것이 고역이고 다음 날 미치는 영향이 치명적이다. 그런데도 사람들은 잠을 푹 자는 것이 사치라고 여긴다. 특히 공부하는 학생이나 목표를 가지고 성공을 지향하는 사람들은 더욱더 잠을 사치라고 여긴다. 하지만 여기 에 함정이 숨어 있다. 잠을 대수롭지 않게 생각하면 수면 부족이 일의 생산성과 효율성을 떨어뜨리고 건강까지 위협하기 때문이다. 최근에 정신건강뿐 아니라 심혈관계 질환 즉 고혈압, 심장병 당뇨까지 수면과 관련이 있다는 연구 결과가 나오고 있다.

'수면 부채'라는 신조어도 생겼다. 부채란 빚을 의미한다. '수면 부채'란 돈이 부족하면 갚아야 할 돈이 쌓이듯, 수면이 부족하면 갚아야 할 수면시간이 쌓인다는 말이다. 공부하는 학생들은 특히 수면을 쫓기 위해 커피나 에너지 드링크 등으로 수면을 대체하려고 한다. 그러나 수면 부채는 오직 수면으로만 갚을 수 있다.

시험 때가 가까워지면 갑자기 가슴이 두근거리고 불편감이 오는 학생들이 있었다. 혈압과 맥박을 측정해 보면 정상 수치보다 높게 나왔다. 몇 가지 질문을 해 본 결과 평상시 심장 등 특별한 질병이 없었다. 시험을 앞두고 잠을 줄이기 위해 에너지 음료를 먹어 교감신경을 과흥분 상태로 만들었기 때문이다. 에너지 음료에 하루 권장량 이상의 카페인이 들어 있어 교감신경을 흥분시키고 심장박동을 빠르게 만드는 것이다. 이처럼 수면을 줄이기 위한 이런 노력이 수면 부채를 만들고 또한 우울증의 원인이 되기도 한다.

인간이 최고의 능력을 발휘하려면 하루 중 3분의 1에 해당하는 시간은 반드시 잠에 투자해야 한다. 인간의 뇌는 잠을 통해 신경전달물질을 재충전하고 노폐물을 제거한다. 이 신경전달물질은 기억과 학습, 문제해결과 창의력, 비판능력에 필요한 신경 네트워크를 자극하고 전달하는 역할을 한다. 렘수면 동안에는 근육 긴장 완화를 비롯한 뇌 온도의 상승, 남성의 경우에는 발기 현상이 나타난다. 기억을 저장하고 감정을 심리적으로 안정시키는 과정도 이때 나타난다. 그러므로 수면은 단순히 휴식 이상의 기능이 있으며 아직도 밝혀지지 않은 미지의 연구대상이다. 사람에게 잠을 박탈하면 부정적인 신체 변화뿐 아니라 반사회적 행동, 편집증 등 정신적인 문제도 발생한다는 연구 결과도 있다.

이렇듯 잠을 자야 하는 분명한 이유가 있다. 잠은 절대 사치가 아니다. 단순한 휴식 이상의 기능을 하기 때문이다. 기억력과 창조력, 비판력을 위해서 재충전의 시간은 꼭 필요하다. 깨어 있을 때와 잠을 잘 때의 치매 유발물질인 뇌 속 베타아밀로이드 청소율은 같지만 깨어 있을 때 생산량이 훨씬 더 많아 결국 수치가 높아진다. 건강하고 젊음을 오랫동안 유지하고자 하는 사람이라면 하루 8시간의 수면은 뇌를 위해서 꼭 확보해야 한다.

## 02

# 잠자는 자세부터
# 개선하라

    요즘 날이 추워지면서 야외 활동하기는 불편하지만 잠을 자기에는 너무도 좋은 날들이다. 동물들은 겨울이 되면 겨울잠에 들어간다. 인간만이 겨울에도 활동하며 살아간다. 인간도 자연의 일부라 자연의 순리대로 사는 삶이 가장 건강하다고 중국 고서 《황제내경》은 이야기한다. 즉 겨울은 해가 늦게 뜨고 일찍 해가 지기에 밤이 길어진다. 사람도 자연의 일부이므로 자연의 순리에 맞게 겨울에는 여름보다 잠을 더 자야 한다. 그리고 태양이 뜰 때 자연스럽게 태양 빛에 잠이 깨는 것이 가장 건강한 삶이다. 여름에는 해가 일찍 뜨고 늦게 지므로 밤이 짧다. 당연히 수면시간도 짧아진다.

    사람마다 잠자는 자세는 천차만별이다. 우리 아이는 어릴 때 어찌나 데굴데굴 굴러다니면서 자는지 이불로 배를 감싸 주었다. 그런데 잠자는 자세를 보면 사람의 성격을 알 수가 있다고 한다. 영국의 보디랭귀지 전문가 로버트 핍스는 잠자는 자세와 성격 간의 상관관계를 연구해 이런 결론을 얻었다. 잠자는 자세를 보면 평소에 스트레스가 많은지, 걱정이 많은지, 자신을 잘 통제하는지 등을 알 수 있다고 한다. 나도 어떤 성격을 가지고 궁금하다.

태아형이다. '태아'처럼 몸을 옆으로 웅크리고 무릎을 당기고 허리를 구부리며 자는 자세로 가장 보편적인 형태의 수면 자세이다. 태아형 자세로 자는 사람은 걱정이 많은 편이다. 업무를 할 때는 성실하며 정리를 잘하고 지시받은 일을 하는 걸 좋아한다. 어떤 문제든 깊게 생각하며, 강한 겉모습과 달리 감수성이 예민하다고 한다. 이 자세는 전형적인 우울증을 부르는 자세다. 어깨가 안으로 굽고 몸도 C자형으로 굽어서 모든 장기의 척추 기능이 떨어진다. 떨어진 신체 기능으로 자꾸 보호 자세로 구부리게 된다. 이런 상태의 근막이 주는 물리적 압박감이 바로 우울함이다. 이 자세는 광대뿐 아니라 턱 모양의 변형도 온다.

통나무형이다. 태아형 다음으로 많은 유형이다. 몸을 똑바로 펴고 옆으로 통나무처럼 정직하게 자는 자세이다. 이 자세로 자는 사람들은 사고방식이 유연하지 않으며 자기 방식을 고수하려 한다. 그룹에서 우두머리 행세를 하려고 한다. 또 도전을 기꺼이 받아들이고 새로운 도전을 즐기고 사교성이 뛰어나다고 한다. 이런 자세로 자면 가장 큰 문제가 어깨가 뭉치고 굳어버리는 식으로 근막이 설정되는 것이다. 어깨가 굳으면 목부터 머리까지 다 굳는다. 얼굴 근육도 딱딱해지고 역삼각형의 남성적 몸매가 되기 쉽다.

갈망형이다. 옆으로 누운 채 팔을 앞으로 구부리고 뻗치는 듯한 자세로 잔다. 갈망형 자세는 조사 대상자 25% 정도에서 나타난다. 수면 자세가 옆으로 누운 채 팔을 앞으로 뻗치고 자는 것으로 마치 꿈을 좇아

가는 것처럼 보인다. 이는 자신의 삶에서 뭔가 더 많은 것을 얻기 바란다는 뜻이라고 한다. 대부분 열린 마음으로 새로운 것들을 시도하는 성향이라고 한다. 그러나 늘 만족하지 않는 변덕스러운 마음에서 벗어나지 못할 염려가 있다고 한다. 어깨가 안으로 굽어서 C형의 어깨가 되는데 심폐기능과 광대뼈에 좋지 않다. 어깨가 안으로 말리면 심장 기능을 압박해서 혈액순환이 좋지 않고 자신감이 부족해진다.

군인형이다. 마치 군인이 행군하듯 팔과 다리를 모두 아래로 내린 채 편안하게 누운 자세로 잠을 잔다. 군인형은 조사 대상자의 8% 정도만 해당하는 수면 유형이다. 이런 자세로 자는 사람들은 조용하고 인내심이 크며 절제하는 성격이라고 한다.

자유낙하형이다. 팔을 내뻗은 채 침대에서 엎드려 자는 자세이다. 이 자세는 걱정거리가 많은 사람들에게 나타난다고 한다. 전날 했어야 할 일을 해결하지 못한 사람들이 이런 자세로 잔다. 성격은 사교적이나 맹렬하고 냉혹한 면이 있다. 가장 좋지 않은 자세이다. 취약해진 장기를 보호하기 위해서 이런 자세를 취하기도 한다. 이렇게 자면 목의 변형도 더 심하게 온다. 얼굴 전체에 심한 비대칭도 가져온다.

불가사리형이다. 똑바로 누워 두 팔을 머리 위나 베개 밑으로 올리고 자는 자세다. 이 자세로 자는 사람들의 성격은 항상 남의 말을 듣거나 남을 도울 준비가 돼 있는 다정다감한 성격이다

여러분은 어떤 자세로 자고, 어떤 성격인가? 자기 성격과 자세가 잘 맞는가? 한번 재미 삼아 보길 바란다. 그러나 모든 동물을 보면 웅크리고 복부를 감싸고 동그랗게 말아서 잔다. 아마도 보온을 위해 체온을 유지하기 위한 본능이다. 사람만이 이불을 덮고 체온을 유지하고 복부

를 위로 향한 채 바로 누워 잘 수 있다. 아기들은 자면서 이불을 걷어차고 데굴데굴 굴러다니며 자기 때문에 안전가드를 설치한 침대에 안전하게 재운다. 또한, 너무 무거운 이불을 덮고 자면 정신적인 스트레스를 받기도 한다. 《동의보감》에 보면 가슴에 손을 얹고 자면 가위에 눌리기 쉽다고 한다. 하지만 잘 때 이런 것 저런 것 신경 쓰지 않고 자기 편한 대로 잠이 잘 오는 자세로 잠을 잔다. 하지만 잠을 잘 때도 젊음과 건강을 위해 지켜야 할 원칙이 있다.

좋은 자세는 바로 누워 자는 자세다. 수면은 내 몸에 휴식을 주는 시간이다. 따라서 눕는 자세가 바르지 않으면 우리 몸은 휴식을 제대로 취할 수 없다. 휴식이 부족한 몸은 빠르게 노화된다. 침대의 압력을 골고루 흡수하는 매트리스를 선택하고 베개는 너무 높지 않은 것이 좋다. 엎드려 자거나 과도하게 꼬고 자는 것은 피한다. 엎드려 자면 골반과 등뼈가 치솟고 허리가 들어가는 자세가 되어 척추의 곡선을 휘게 만든다. 목과 어깨 근육을 긴장시키고 관절의 스트레스를 높여 잠을 잔 후 오히려 통증을 느낄 수 있다.

피부 미용을 위해서 바르게 누워 자는 것이 중요하다. 인체는 잠을 통해 육체적, 정신적 피로를 해소한다. 잠든 사이에 피부의 노폐물이 배출되고 세포의 에너지가 재충전된다. 피부의 진정한 안티에이징은 밤 10시부터 새벽 2시 사이에 성장호르몬이 분비되는 시간대에 이루어진다. 이때가 피부 미용을 위한 골든타임이다. 이 시간에 꼼꼼하게 정성 들여 나이트 관리를 마치고 깊이 자는 습관이 노화를 예방하는 방법이다. 아무리 정성 들여 나이트 관리를 하고 적절한 시간에 잠을 잔다고 하더라도 잘못된 자세로 잔다면 생각지도 못한 주름이 깊게 자리를 잡게 된다. 이제는 수면의 질과 자는 시간만이 중요한 것이 아니라 잠을 자는 자세도 중요하다.

최신 연구 결과에 의하면 옆으로 누워 자는 자세가 치매를 예방할 수 있다. 미국 스토니브룩 대학 의학 연구팀에 따르면 옆으로 눕는 자세가 치매를 발병시키는 베타아밀로이드와 타우 단백질 같은 뇌의 노폐물을 제거하는 데 효과적인 것으로 알려졌다. 연구팀은 "뇌에서는 세포가 조직의 기능을 해칠 수 있는 뇌척수액(CSF)을 투과시켜 이를 간질액(ISF)으로 교환하는 방식인 '글림프 시스템(Glymphatic System)'으로 노폐물을 제거한다."라면서 "이는 신체 다른 부위에 쌓인 노폐물을 청소하는 림프관 작동 방식과 비슷하다."라고 설명했다. 연구팀은 MRI를 통해 옆으로 누운 자세, 똑바로 누운 자세, 엎드려 누운 자세 등으로 이 교환을 관측했다. 그 결과 옆으로 누워 자는 자세가 가장 교환이 활발하게 일어났다.

잠을 자는 침대보와 베개보는 피부가 직접 닿는 곳이다. 나는 약간 알레르기 피부라 항상 백색의 순면 침구를 사용한다. 베개보도 순면의 백색을 사용하는데 자고 일어나면 베개보 옆면에 기초관리 화장품이 묻어 있는 것을 발견하곤 한다. 아마도 잠을 자기 시작할 때 똑바로 누워 잔다고 해도 자는 동안 뒤척이면서 옆으로 누워 잔다는 증거이다. 옆으로 누워 자거나, 얼굴에 베개를 대고 엎드려 자는 것은 뺨과 턱 그리고 눈가의 주름을 유발할 수 있다. 주름은 일반적인 노화 현상으로 가로 방향으로 생기는 데 반해, 수면 주름은 비스듬히 대각선 방향으로 이마 주름을 유발한다. 눈가와 뺨 부위에 수직 방향으로 자리를 잡는다. 그러므로 등을 바닥에 대고 천장을 바라보며 누운 자세는 주름을 예방하기 위한 가장 바람직한 자세이다. 옆으로 누워 자는 자세는 눈가 주름, 턱의 주름, 팔자주름을 유발한다. 또한, 엎드려 자면 앞이마와 눈가, 입 주변이 눌려 주름뿐만 아니라 얼굴형의 변형도 초래한다고 하니 최대한 얼굴에 압력이 가해지지 않도록 바로 누워서 자는 것이 좋다.

# 03

# 입체형의 낮은 베개를
# 선택하라

아침에 일어났는데 머리는 무겁고 목이 뻐근하고 아플 때 '어젯밤에 푹 잘 잤는데도 피곤하고 목은 왜 아프지?'라며 의아해 본 경험이 있다면 일단 베개를 의심해 보아야 한다. 높이가 맞지 않는 베개는 잠을 자는 동안 목과 어깨 근육에 부담을 주고 신경을 일시적으로 압박하여 목과 어깨의 통증을 유발할 수 있다. 우리 목은 뇌로 올라가는 신경과 혈관이 지나가고 있어 인체에서 중요하다. 베개는 목 디스크와 직접적인 연관성이 있으므로 더욱 신중하게 선택해야 한다.

잠을 잘 자는 것은 피로 해소를 위해서 정말 중요하다. 그래서 요즘은 잠자리의 베개도 중요하다. 항상 사무실에서 PC 작업을 하다 보니 목이 뻣뻣하고 아프고 두통이 종합선물세트처럼 따라다닌다. 검진을 해 보니 '일자목'이라고 한다. 40~50대의 목 디스크가 노화에 의한 퇴행성질환이라면, 최근 급증하고 있는 20~30대의 목 디스크는 나쁜 자세가 그 원인이다. PC 작업이나 스마트폰 사용이 늘어나면서 항상 고개를 숙이고 화면을 보기 때문이다.

경추는 일자가 아닌 C자형 굴곡을 유지하는 것이 정상이다. 하지만 다수의 사람이 엑스레이선상 굴곡 없이 일자형으로 정상인을 찾아보기가 힘든 것이 현실이다. 경추의 모양이 C자인 이유는 신체에서 발생하는 충격이 뇌에 미치지 않도록 쿠션 역할을 하기 위해서다. 오랫동안 고개를 숙이거나 앞으로 쭉 빼고 있으면 경추의 모양이 일자가 되어 목에 가해지는 압력이 고르게 분산하지 못한다. 한쪽으로 쏠린 압력은 뼈, 근육, 인대에 지속적인 피로감을 준다. 잘못된 자세로 목에 누적된 압력과 피로는 목의 통증과 목 디스크를 유발하는 원인이 된다. 그러기에 더욱 자신에게 잘 맞는 베개를 신중하게 선택해야 한다. 베개는 단순히 잠을 자는 도구가 아니라 목등뼈 건강과 직결되는 건강 도구 내지는 의료기구라고 격상하고 싶다.

그렇다면 어떤 베개를 선택해야 하는가? 목등뼈가 굳으면 두통이나 목등뼈 주변과 어깨의 결림, 등 근육 통증이 동반된다. 어느 날 TV를 보다가 어느 홈쇼핑에서 베개의 중요성에 대해 자세히 설명하는 걸 보고 당장 베개를 바꿨다. 하긴 우리 집에는 기능성 베개만 해도 종류가 여러 가지다. 이것도 한번 써 보고 새로운 제품이 나오면 가격이 좀 비싸더라도 충분한 가치가 있다고 생각해 베개에 아낌없이 투자한다. 그만큼 경추의 건강이 중요하다. 일단 높은 베개는 피한다. 허리와 목의 만곡이 자연스러운 정렬을 유지하고 목뼈의 커브도 그대로 유지되어야 근육이 긴장하지 않고 잠을 깊이 잘 수 있다.

좋은 베개란 허리의 만곡을 유지하면서 근육의 긴장감이 없도록 해주는 베개다. 천장을 보고 바로 누웠을 때 머리와 목의 높이가 바닥에서 6~8cm, 자신의 팔뚝 높이로 비교적 낮아 목과 허리에 부담이 없어야 한다. 옆으로 누워 자는 경우는 옆에서 보았을 때 목뼈와 허리뼈가 일직선을 유지하도록, 어깨 높이를 고려하여 10~15cm의 높이가 적당하다.

'머리와 목이 동시에 높은 베개'는 목덜미와 어깨 부위의 척추에 부담을 주어 통증이 쉽게 생기고 어깨 근육을 압박하게 되어 혈액의 흐름을 방해하고 피로감이 풀리지 않는다.

'머리가 높고 목이 낮은 베개'는 목뼈의 C 커브를 해쳐 목 디스크를 쉽게 발생할 수 있는 일자목의 위험이 있는 경우다. 수면 시 자연스러운 호흡을 방해해서 뇌로 충분한 산소 공급이 이뤄지지 않아서 자고 일어나도 개운하지 않고 만성피로가 발생하기도 한다. 옆으로 누워 잘 때는 옆에서 보았을 때 목뼈와 허리뼈가 일직선을 유지하는 게 가장 바람직하다. 바로 누워 잘 때보다 어깨 높이를 고려하여 팔뚝 하나만큼 더 높아야 하므로 베개는 10~15cm의 높이가 적당하며 다리 사이에 베개를 끼우는 것이 더 안정적이다. 옆으로 누워 잘 때 너무 낮은 베개를 사용하면 어깨 부분에 과도한 무게가 실리면서 어깨와 팔이 결리고 허리뼈까지 하중이 가해져서 통증이 생길 수 있다. 반대로 목 높이만 높은 경우는 어깨에는 부담이 적지만 목뼈가 과도하게 꺾이면서 목에 부담을 줘서 목 주변 근육에 문제를 일으킬 수 있다. 베개를 사용하지 않을 때는 목이 과도하게 젖혀지고 턱이 들려 목 주변의 근육이 긴장하면서 숙면하기 힘든 것은 물론 통증이 생길 수 있다.

목의 건강은 매우 중요하므로 베개를 깐깐하게 골라야 한다. 귀 뒤에는 림프샘이 있어 목이 경직되거나 림프순환이 잘 안 되면 얼굴이 유난히 붓고 보름달이 될 때가 있다. 이때 어깨 결림도 심하고 목을 감싸고 지탱해 주는 흉쇄유돌근이 붓고 솟아 있는 걸 가끔 발견한다. 이럴 때 정말 풀어야 순환도 잘된다. 목 뒤로 올라가는 가장 굵은 경동맥이 목에서 머리로 올라가기 때문에 머리 혈액순환에도 영향을 미친다. 유난히 머리가 무겁고 맑지 않고 기억력이 떨어지고 어깨 결림과 통증이 있다면 목의 뭉친 근육을 잘 풀어 주어야 한다. 뭉친 근육을 풀어 주는 방법으로 목 운동이나 온찜질, 요가 자세가 도움이 된다.

최근 목이 뻣뻣하고 고개를 앞으로 숙이거나 뒤로 젖히기 어려우며 자주 통증으로 힘든 경험이 있다면 목 상태를 검진받아야 한다. 어깨 통증과 팔 저림 증상까지 있다면 단순한 근육 문제가 아닐 수도 있으므로 정확한 검진을 받는 것이 좋다.

우리의 목이나 허리를 제자리로 정렬을 맞추어 주는 것이 정말 중요하다. 특히 목이나 허리에 통증이 있다면 푹신한 침대보다는 다소 딱딱하고 따뜻한 바닥에서 자는 것이 좋다. 우리 몸은 자면서 여러 번 뒤척이며 움직이게 된다. 척추는 움직이면서 제자리를 찾으려는 자가 치유력이 있다. 따뜻한 바닥에서 자야 경직된 근육이 이완된다. 또한, 자주 의자에서 일어나서 스트레칭을 하고 하루 30분 정도 팔을 휘두르며 걷는 것이 척추 정렬을 맞추는 데 도움이 된다.

목의 C자 커브를 유지하는 것은 굉장히 중요하다. 목의 건강은 척추 전체에 영향을 미치며 우리 몸의 건강 전반에 미치는 영향이 크기 때문이다. 좋은 베개를 선택하는 것은 건강뿐 아니라 목의 주름이나 미용상의 측면에서도 중요하다. 가끔 시간이 있으면 목의 C 커브를 만들어 주는 경침을 베고 누워 있거나 수건을 말아서 목 뒤에 대고 30분 정도 누위 휴식을 취해 준다. 가장 좋은 방법은 목의 C 커브를 만들어 주는 베개를 이용하여 잠을 깊이 자는 것이다.

# 수면을 방해하는
# 주변 정리하기

'잠을 잘 자는 사람이 성공한다.'라는 말이 있다. 인도의 하마트마 간디가 얼마나 잘 잤는지 알려 주는 일화가 있다. 이동연의 저서 《행복한 수면법》에서 보았다. 간디는 살아 있는 동안 집요한 암살과 살해의 위험 속에서 살았다. 암살당할 즈음에 간디는 이런 말을 남겼다.

"인생은 세상이라는 정원에 찾아든 짧은 봄과 같다. 그동안 화려한 풍경을 즐긴다. 내가 만성병으로 죽으면 나는 가짜 마하트마이다. 하지만 폭발 사건이나 총격으로 내가 라마 신의 이름을 부르며 숨진다면 나는 진정한 마하트마라고 할 수 있다." 간디는 며칠 후 새벽에 일어나 일하다가 세 발의 총성과 함께 쓰러졌다. 이런 암살의 위험과 불안 속에서도 간디는 잘 잤다. 그는 어느 자리건 몇 분 자겠다고 말하면 정확히 그 시간만큼 자고 일어났다고 한다. 기차나 자동차 또는 흔들리는 마차 안에서도 자리에 앉으면 1분이 채 안 되어 잠이 들었다. 한번은 간디가 탄 자동차가 커브길에서 벗어나 살짝 전복되는 사고가 있었다. 간디는

차 밖으로 튕겨 나갔다. 수행원이 걱정되어 달려가 보니 간디는 길옆에 누워 그대로 자고 있었다. 간디는 저격당하는 날까지도 아무렇지 않게 잘 자고 잘 일어났다. 그리고 열심히 일상의 삶을 살았다.

　우리는 현대사회에서 바쁜 삶과 스트레스에 항상 노출되어 산다. 아마 아무 걱정도, 스트레스도 없이 사는 사람은 없을 것이다. 그러다 보니 잠을 못 이루는 사람이 많다. 잠을 못 이루는 이유를 물으면 "사는 게 힘들어서", "인간관계가 꼬여서", "걱정거리가 있어서" 등등 대답은 다양하다. 하룻밤만 잠을 설쳐도 다음 날 머리가 무겁고 집중력도 떨어지고 여러 가지 업무나 결정에 장애가 된다. 이때 혹시 나도 불면증이 있는 거 아닐까 살짝 걱정도 된다. 네덜란드 암스테르담 자유대학 신경과학연구소의 다니엘레 포스트 후바 박사는 불면증이 있는 사람들의 유전자를 분석한 결과 7개의 불면증 유전자를 발견했다고 〈사이언스 데일리〉가 보도했다. 이로써 불면증은 흔히 알려진 순전한 심리적 현상이 아님이 증명되었다. 발견된 7가지 유전자 중 수면장애인 수면 중 다리를 주기적으로 움직이는 '주기성 사지 운동장애'와 수면 중 다리가 불편해 다리를 움직이게 되는 '하지불안증후군'도 연관이 있는 것으로 밝혀졌다. 전체적으로 7가지 유전자 변이는 불안장애, 우울증, 신경성(정서불안), 주관적 안녕감 저하 같은 특징들과 강력한 유전적 중복성을 지닌 것으로 나타났다. 이 특징들은 사실상 불면증이 지니는 특징들이기도 하다. 남녀 간에는 부분적으로 좀 차이가 있었다. 실제로 조사 대상자들의 불면증 비율은 여성이 33%, 남성이 24%로 조사되었다.

　밤마다 다리가 저리거나 아파서 잠을 자지 못한다면 '하지불안증후군'을 의심해 봐야 한다. 앞에서도 언급했듯이 '하지불안증후군'은 불면증의 7가지 유전자 중의 하나이다. 지인 중에 60세 여자분 Y 씨는 최근 들어 자려고 하면 다리가 저린 것도 아픈 것도 아닌 이상한 감각을 다리에서 느꼈다. 최근 이런 증상 때문에 잠을 자기도 힘들 정도가 되었다. 처음에는 단순히 혈액순환 장애라고만 생각했는데 점차 증상이 심해져 병원을 찾은 결과 '하지불안증후군'이었다. 한진규 박사의 저서 《수면 밸런스》에 보면, 하지불안증후군의 주요 증상으로는 마치 전기에 감전된 것처럼 저려서 누군가 주물러 주었으면 하는 느낌, 뜨겁고 차가운 느낌, 다리가 답답한 느낌 등이 있다. 단순히 혈액순환 장애나 다리 저림 정도로만 여기는 경우가 많다. 우리나라는 생소하지만, 미국이나 유럽에서는 60세 이상의 5~15% 정도가 이 질환을 앓고 있다고 한다. 이 병은 뚜렷한 직접적 원인 때문에 나타나는 예도 있다. 또한, 철분이나 비타민 부족 혹은 당뇨 등과 같은 간접적 원인 때문에 생기기도 한다.

고려대학교 안암병원 신경과에서 3개월간 수면장애로 병원을 찾았던 환자 110명을 대상으로 장애의 원인을 조사해 본 결과 24명의 환자가 하지불안증후군으로 밝혀졌다. 이 가운데 20명이 철분 저장 능력이 부족하거나 빈혈이 있는 것으로 밝혀졌다. 즉 중년 여성들이 임신과 월경으로 철분이 부족해서 하지불안증후군이 발생하는 것으로 밝혀졌다. 이는 곧 수면장애의 원인이 되고 있다. 이런 하지불안증후군 환자는 수면제가 아니라 철분 보충이나 균형 잡힌 영양식이 도움이 될 수 있다. 참고로 카페인, 알코올, 니코틴은 하지불안증후군을 악화시키는 요인이므로 피하는 것이 좋다.

수면의 질을 떨어뜨리는 또 다른 것이 일명 코골이 '수면 무호흡증'이다. '잠을 자고 일어나도 잔 것 같지 않다.'거나 '자도 여전히 피곤하고 머리가 무겁다.'라고 호소하면 수면 무호흡증을 의심해 봐야 한다. 수면 무호흡증이란 말 그대로 자는 중에 숨을 쉬지 않는 상태를 말한다. 10초 이상 숨을 쉬지 않는 횟수가 시간당 5회 이상이면 심각한 수면 무호흡증이라고 한다. 수면 무호흡증은 기본적으로 기도가 좁아지거나 막히면서 나타나는 증상이다. 비만으로 인하여 목 부위에 지방이 축적되거나 혀, 편도 등의 조직이 비대해진 경우 목 안의 공간이 줄어들고 상기도가 좁아져 코골이 및 수면 무호흡증이 나타날 수 있다.

자는 동안 산소 공급이 원활하지 않아 일차적으로 만성피로나 졸음 증상, 무호흡이 문제이기는 하나 그것이 실제로 위험하지는 않다. 호흡이 멈추면 자신도 모르는 사이에 잠이 깬다. 그러다 보면 피로에 시달린다. 수면 무호흡증이 계속되면 허혈성 심장질환이나 뇌졸중으로 발전할 가능성이 있으므로 치료가 필요하다. 수면 무호흡증은 상대적으로 남성에게 많이 나타난다. 우선은 체중 감량이 필요하다. 체중 10%를 줄이면, 수면 무호흡증이 약 50% 감소한다고 한다. 흡연은 상기도 점막에 염증을 일으켜 수면 무호흡증을 악화시킨다. 음주 역시 기도의 저항력을 떨어뜨려 수면 무호흡증을 유발하는 요소이다. 여성의 경우는 여성호르몬의 분비가 수면 무호흡증의 발병을 억제하는 효과가 있는 것으로 알려져 있다. 미국 펜실베이니아 주립대학교 조사 결과, 폐경 전 여성의 수면 무호흡증 발병률이 0.6%이지만 폐경 후에는 그 확률이 2.7%로 높아지는 것으로 나타났다. 여성이 폐경 이후 여성호르몬의 분비가 중단되면 비만율이 높아지는 것이 한 원인이 아닐까 추측된다.

좀 더 잘 자기 위한 주변 환경을 조성해 보자. 수면 환경을 만들자. 적정 온도는 20~22도, 습도는 50~60%. 가끔 피부 관리실에 가면 따뜻하게 데워진 침대에 누우면 정말 어느새 잠이 솔솔 드는 경험을 한다. 피부 관리는 기본이고 숙면은 덤으로 가져온 기분이다. 잘 때 높은 베개는 될 수 있으면 피하고, 머리는 차게 발은 따뜻하게 하라. 잘 때 가장 중요한 부위는 목과 허리이다. 척추와 목뼈의 만곡이 자연스럽게 유지되어야 근육이 긴장하지 않는다. 높은 베개는 목뼈의 만곡을 억지로 펴서 목뼈와 주변 근육에 긴장을 준다. 요즘 시중에 목뼈의 만곡을 C자로 유지해 주는 베개들을 이용하는 것도 한 방법이다.

'두한족열' 요법으로 긴장을 하거나 신경 쓰는 일이 많으면 머리에 혈액이 몰리면서 숙면하기 힘들다. 또한, 손발이 따뜻해야 머리에 몰린 혈액이 잘 순환되어 숙면할 수 있다. 두한족열의 원리를 이용한 것이 한겨울 노천탕이다. 잠들기 전에 주변 환경에서 불빛을 제거하자. 주변에 새어 나오는 텔레비전이나 컴퓨터 불빛 및 전자파 모두 차단하자. 밖이 너무 밝다면 암막커튼으로 빛을 차단한다. 잠들기 전 핸드폰의 푸른빛은 뇌를 더욱 자극하여 각성시키므로 잠들기 전 멀리 치워 두자. 잠들기 전 온몸을 이완하고 곧 잠들 것이란 자기 암시를 하자. 신체적으로 바른 자세를 취하고 '내 몸은 편하다. 내 몸은 이완되어 숙면한다.'라는 자기 암시를 보내자.

근심, 걱정이나 불안감을 날려 보내는 데 가장 좋은 방법은 숙면하는 것이다. 푹 자고 일어나면 불안감도 사라지고 몸도 회복되어 내가 원하는 젊음을 동시에 얻을 수 있다. 앞에서 수면을 방해하는 수면장애의 대표적인 두 가지 '하지불안증후군'과 '수면 무호흡증' 등 수면장애로 불면증이 2주 이상 지속한다면 병원을 방문한다. 수면을 방해하는 불빛이나 전자파를 제거하고 몸이 이완될 수 있는 수면 환경을 조성한다.

# 05

# 양보다 질, 자는 시간대가
# 더 중요하다

가장 건강한 수면은 7시간 자는 것이라는 건 다 알지만, 직장과 육아를 병행하는 워킹 맘은 항상 수면이 부족하다. 여성의 경우 수면시간이 가장 짧은 연령대가 40대다. 아침에 일찍 일어나 직장에 출근하느라고 아침잠도 충분치 않다. 퇴근하면서 새로운 직장에 출근하는 무거운 마음으로 가정으로 돌아와 육아와 가사가 또다시 시작된다. 하루에 겹벌이하는 기분이 드는 노동 강도이다. 그러다가 저녁 시간에 자기계발을 하거나 책을 보면 12시를 훌쩍 넘기는 것이 일상화되어 있다. 필자의 경우 특히 논문을 쓸 때는 정말 최소한 5시간 정도 수면과 카페인으로 하루하루를 버텼다. 지금 생각하면 정말 건강에 독이 되는 행동이다.

내일 중요한 회의가 있거나 일정이 있어서 빨리 잠을 자야 한다고 생각은 하는데 오히려 잠이 안 와서 곤혹스러운 적도 있다. 아무리 뒤척이고 양 한 마리 양 두 마리 세어 보아도 좀처럼 잠이 오지 않아서 자꾸 시계만 확인하면서 '지금 자야 하는데, 내일 일정에 지장을 주면 안

되는데, 그리고 늦으면 정말 최악인데…' 이런 걱정으로 잠을 충분히 못 자고 충혈된 눈으로 출근한 적이 있다. 머릿속으로 최상의 몸 상태를 유지하기 위해 이 시간에 잠을 자야 한다고 강박적으로 생각해 보지만 도통 잠은 오지 않고 어떻게 해야 할지를 몰라 난감한 적이 한두 번은 있을 것이다. 사는 게 바빠서 잠이 부족하기도 하고 뭔가 신경 쓰이는 중요한 일정이 있어서 잠을 설치기도 하고 이래저래 '건강한 잠을 못 자서 안티에이징과 거리가 먼 삶을 살았구나!' 반성이 된다.

잠을 자는 동안 성장호르몬이 분비된다는 건 다들 아는 사실이다. 성장호르몬은 뼈의 성장과 근육의 단백질 합성을 촉진해서 장기와 기관을 발육시킨다. 흔히 '잠을 잘 자는 아이가 잘 자란다.'는 말의 증거가 저자이다. 편식하고 입이 짧고 잘 안 먹어서 엄마가 안 클까 봐 걱정이 많으셨다. 그런데 난 정말 일찍 자고 푹 잘 자는 어린이였다. 그래서인지 키가 정말 큰 편에 속한다. 숙면이 성장에 큰 역할을 했다는 생각이 든다.

성장호르몬은 잠들자마자 시작되는 첫 번째 논렘 수면에, 시간상으로는 오후 10시에서 새벽 2시 사이에 가장 많이 분비된다. 역시 피부미인들은 10시쯤에 일찍 잠드는 것을 가장 우선시한다. 친구 중에서 좋은 피부로 동안인 친구가 있는데 이 친구는 10시가 되면 대화를 하다가도 하품을 하고 졸기 시작한다. 그러므로 성장호르몬이 분비되는 이 시간대가 '피부의 골든타임'임을 잊지 말아야 한다. 성장호르몬이 가장 많이 분비되는 연령대는 13~17세이며, 25세 무렵부터는 그 분비량이 급격히 줄어든다. 그러므로 성장호르몬 분비를 조금이라도 늘리기 위해서 일찍 자는 것이 매우 중요하다.

수면 중에는 멜라토닌이라는 호르몬이 다량 분비된다. 수면을 유도하는 작용을 하므로 '수면 호르몬'이라고도 한다. 멜라토닌은 빛과 관련이 있어서 저녁 어두워지기 시작할 때부터 그 양이 늘어나서 새벽 2시에 절정을 이룬다. 밤에 졸음이 오는 가장 큰 원인은 멜라토닌의 영향이고 아침에 저절로 눈이 떠지는 것도 멜라토닌의 분비가 멈추는 것과 관계가 있다. 멜라토닌 역시 10대일 때 가장 많이 분비되며 나이가 들수록 분비량이 감소한다. 나이를 먹을수록 불면에 시달리는 사람이 많은 이유도 이 때문이다. 멜라토닌은 강한 항산화 효과가 있어 잠을 자는 동안 산화에 따른 손상을 억제한다. 또한, 몸 안에 쌓인 활성산소를 없애는 효소의 작용을 높이는 작용을 하므로 노화와 암 발생을 억제한다. 실제 멜라토닌을 투여한 생쥐의 수명이 20% 정도 늘어났다는 연구 결과도 있다. 즉 멜라토닌은 몸을 노화시키는 산화를 억제하는 안티에이징 호르몬이라고 할 수 있다.

잠이 부족하면 신경전달물질인 세로토닌의 분비도 감소한다. '행복 호르몬'이라 불리는 세로토닌은 불안감과 공포를 억제하는 기능을 한다. 세로토닌의 분비량이 줄면 우울증 등 정신적 문제를 유발하거나 식욕이 증가하는 경향이 있다. 세로토닌 역시 빛 자극에 민감한데 아침에 날이 밝으면 분비량이 증가하고 어두워지면 감소한다. 즉 수면 중에 분비량이 줄어든다. 멜라토닌은 세로토닌을 거쳐 합성, 생성되므로 세로토닌이 부족하면 멜라토닌 역시 부족해진다. 실제로 세로토닌 부족으로 우울증을 겪는 사람들은 잠들기까지 오랜 시간이 걸리거나 수면 도중 몇 번씩 잠이 깨는 증상을 경험한다.

수면이 젊음과 건강에 많은 영향을 미친다. 그러므로 좀 더 질 좋은 잠을 자는 방법에 대해 고민해 보자. 무엇보다 밤에 숙면하기 위해선 낮을 잘 보내는 것이 중요하다. 체내 시계에 따른 하루의 생체리듬을 일컬어 '서커디안 리듬(Circadian Rhythm)'이라고 한다. 서커디안 리듬에 맞춰 아침에 해가 뜨면 일어나고 어두워지면 잠이 드는 식이다. 체내 시계는 우리 몸을 활동하기 좋은 상태로 조절해 준다. 낮에는 자율신경 중 교감신경을 활성화하여 활동적으로 만들고, 밤에는 부교감신경을 활성화하여 몸을 이완시켜 휴식을 취하게 만든다. 그뿐만 아니라 혈압과 체온, 호르몬 분비의 조절에도 관여한다. 체내 시계의 리듬에 맞춰 규칙적인 생활을 해도 그 리듬이 자연의 리듬과 일치해야 한다. 체내 시계는 빛의 영향을 크게 받기 때문이다. 그러므로 늦어도 7시에는 일어나서 아침 햇볕을 쐬는 것이 좋다. 아침 햇볕을 쐬면 수면 호르몬인 멜라토닌 분비가 중단되고 세로토닌이 분비되기 시작하면서 머리가 맑아진다. 그럼 수면의 질을 높이기 위해서 고려해야 할 사항은 어떤 것이 있을까?

낮에 햇볕을 충분히 받자. 낮 동안의 빛은 밤의 멜라토닌 분비를 상승시켜 깊은 잠을 잘 수 있도록 도와주며 항산화 작용에 도움을 준다. 낮에 가능한 한 활동량을 늘려서 밤에 푹 숙면하자. 활동량을 늘리면 세로토닌 분비도 촉진되고 저녁에 나른함으로 쉽게 잠자리에 들 수 있다. 정해진 시간에 일어나자. 규칙적인 수면 습관을 지녀야 생체리듬이 깨지지 않는다. 가장 중요한 것은 늘 같은 시간에 일어나는 것이다. 아침에 일어나서 해를 본 뒤 15시간이 지나면 멜라토닌이 분비된다. 일찍 일어나야 일찍 잠들 수 있다. 숙면을 위해 저녁에 피해야 할 네 가지로는 야식, 카페인, 스마트폰, 저녁 운동이다. 잠이 오지 않으면 무리하게 자려고 노력하지 말라. 잠이 오지 않으면 침대에서 나와 책을 보거나 텔레비전을 시청하다가 졸음이 올 때 침대에 가서 눕도록 한다.

수면은 젊음과 건강을 되찾는 가장 손쉬운 실천법이다. 젊음을 위해서 7시간 이상 자야 하는데 양보다 깊은 숙면이 더 중요하다. 젊음을 위한 수면을 원한다면 오후 10시에서 새벽 2시까지 성장호르몬이 분비되는 골든타임에 잠들도록 하라. 이때 숙면하기 위해 사소한 생활습관이라도 실천에 옮긴다면 금상첨화이다.

# 06

# 캄캄하고 쾌적한 환경에서
# 숙면 취하기

어느 광고를 보면 '침대는 가구가 아니라 과학이다.'란 카피 문구가 있다. 우리 인생의 1/3을 잠을 자는 데 소비하는 만큼 숙면에 있어 그만큼 환경이 중요하다고 생각하는 것이다. 숙면을 할 수 있도록 잠자리만 바꿔도 삶의 질이 달라질 수 있으므로 이왕 자는 거 황제처럼 편하게 잘 자야 한다. 우선 숙면할 수 있는 환경을 조성하는 것이 중요하다. 그래야 뇌가 충분한 휴식을 취하고 몸의 신진대사로 쉬고 재생이 될 수 있기 때문이다. 숙면을 잘 취하는 것이 젊음의 지름길이다. 그렇다면 숙면을 위해 고려해야 할 잠자리 환경에는 어떤 것이 있을까?

두한족열 환경을 만들자. 잠자리에 들어서도 머리가 각성하고 자율신경의 흥분이 가라앉지 않아 잠이 오지 않을 때가 있다. 이럴 때 먼저 머리는 시원하게 몸은 따뜻하게 해 보자. 몸이 따뜻해지면 부교감신경이 활성화되면서 이완과 휴식을 위한 준비가 된다. 꼭 겨울철이 아니라도 피부 관리실에 가면 항상 침대를 따뜻하게 해 보온을 유지해 둔다.

눕자마자 몸이 나른해지고 어느새 잠이 든다. 즉 몸의 휴식 여부를 판단하는 중요한 기준이 체온이 된다. 특히 여성들은 온찜질을 복부에 대주어도 복부가 따뜻해지면서 전신이 이완된다. 또한, 저녁에 미온수로 샤워하거나 족욕을 하는 것도 몸을 이완하는 데 도움이 된다.

자율신경실조증을 조절하자. 자율신경에는 교감신경과 부교감신경이 있는데 교감신경은 활동적이고 흥분하는 신경이라면, 부교감신경은 휴식과 이완하는 신경이다. 한쪽이 상승하면 다른 한쪽은 억제되는 상호 반대 작용을 한다. 교감신경과 부교감신경의 균형이 무너지는 것을 바로 자율신경실조증이라고 한다. 증상은 심장이 두근거리고, 잠도 잘 안 오고, 몸이 나른한 것이다. 병원을 찾아도 특별한 원인을 발견할 수 없다. 자율신경실조증의 원인은 불안, 초조, 짜증, 분노로 교감신경계를 극도로 반복적으로 자극한 데 있다. 자율신경실조증에는 부교감신경을 활성화하는 온욕과 교감신경을 자극하는 냉욕을 반복하면 효과가 있다. 더불어 딱딱한 잠자리에서 자는 동안 무의식적으로 몸을 움직여 척추와 목등뼈가 바로 정렬되며 딱딱한 바닥으로 인해 자극된다. 복부 뜸이나 부항 요법도 자율신경을 조절하여 잠이 오는 데 도움이 된다. 낮에 충분한 햇볕을 쬐며 잠시 걷자. 식사 후 1시간 후에 완만한 속도로 2km 내외 30분간 걷는 것이 숙면하는 데 도움이 된다.

트립토판 식사로 소식을 한다. 위가 비어 배고픈 상태에서는 위가 긴장하여 잠이 안 온다. 위가 빈 상태에서는 혈액 속에 영양소가 부족하다는 신호가 대뇌에 전달되어 교감신경이 자극되고 뇌가 각성 상태가 된다. 위에 음식물이 들어오면 부교감신경의 활동으로 졸음이 온다. 그렇다고 과식을 하면 오히려 수면에 방해가 된다. 그러므로 잠자기 2시간 전에 소식으로 저녁 식사를 마쳐야 한다. 잠들기 전 바나나 또는 따뜻한 우유 한 잔은 숙면에 도움이 된다. 우유 속에 들어 있는 칼슘은 수면 호르몬인 멜라토닌을 만드는 데 도움이 된다. 우유 속에 들어 있는 필수아미노산인 트립토판은 세로토닌이라는 신경전달 물질을 만드는 원료이다. 세로토닌은 행복감과 심신의 안정을 주는 천연 수면제다. 세로토닌으로 변하는 트립토판은 체내에서 만들어지지 않는다. 반드시 음식을 통해서만 섭취해야만 한다. 트립토판은 바나나, 무화과, 칠면조 등에 많이 들어 있다. 양파 속에 알리신(Allicin)이라는 성분은 수면을 유도하는 물질이기 때문에 숙면에 도움이 된다. 그 밖에 칼슘, 알리신, 칼륨이 풍부한 호두, 칼슘이 풍부한 키위 역시 숙면에 도움이 된다.

수면 리듬을 방해하는 카페인이나 알코올, 니코틴은 피하는 것이 좋다. 대신 정신안정 및 불면증에 좋은 대추차나 캐모마일 차를 마시면 숙면에 도움이 된다. 대추는 여성의 히스테리나 빈혈에 쓰는 재료이다. 또한, 가을에서 겨울로 넘어갈 때 몸의 진액을 보충해 주는 좋은 재료이다. 캐모마일 허브차는 진정효과가 있어 숙면에 도움이 되고 노화를 방지하는 효과가 있다. 쌍화차, 오과차, 매실차는 피로 회복에 도움이 된다. 차를 마심으로 숙면도 취하고 젊어지기까지 하니 일거양득의 효과다.

숙면을 돕는 아로마를 이용하자. 가장 이상적인 것은 어떤 도움 없이 자연스럽게 잠이 드는 것이다. 오늘 스트레스가 많았다면 교감신경이 활성화되고 스트레스 호르몬인 코르티솔이 분비되어 더욱 각성한다. 이때 스트레스를 이완시키고 불면에 도움이 되는 아로마 요법의 도움을 받는 것도 좋다. 가끔 직장에서 업무로 스트레스를 받는 일이 있거나 저녁에 커피를 마시고 밤에 잠을 이루지 못하는 경우가 가끔 있다. 그럴 때는 베갯잇에 라벤더나 로즈 오일을 한두 방울 떨어뜨리는데 숙면하는 데 도움이 된다.

스트레스, 불안, 우울, 불면 등을 완화해 주는 아로마는 라벤더, 네롤리, 만다린, 재스민, 로즈, 일랑일랑, 캐모마일, 로만, 제라늄, 클라리 세이지 등이 있다. 직접 향을 맡거나 손수건이나 티슈에 3~4방울 떨어뜨려 코로 들이마시는 방법이 있다. 불면증에는 베개나 잠옷에 한두 방울 떨어뜨려 사용하기도 한다. 혹은 잠들기 전에 아로마 램프를 통해 실내에 퍼지게 하는 방법도 있다. 아로마는 후각을 통하여 뇌 신경을 자극하므로 심리 안정을 도모하며 효과가 빠르다.

불면증까지는 아니라도 잠자리에 들면 쉽게 잠을 이루지 못하는 경우가 있다. 이럴 때는 쉽게 잠을 이루지 못할 만큼 충분한 활동을 하지 않아서다. 이런 사람들이 가장 먼저 해야 할 일은 사실 운동이다. 굳이 운동하지 않아도 될 정도로 업무로 이미 기진맥진해 있다면 운동을 따로 하지 않아도 누우면 바로 잘 수 있다. 그런데 몸으로 지친 것과 머리로 일을 하느라고 지친 것은 다르다. 머리를 쓰는 정신노동자들은 더욱 운동이 필요하다. 새벽에 수영을 다닌 적이 있는데 수영을 하고 나면 정말 나른하다 못해 코까지 골 정도로 에너지 소모가 많은 운동이다. 그리고 저녁에 하는 요가는 전신을 스트레칭을 해 주고 호흡을 통해 심신을 이완해 주므로 저녁에 요가를 하고 나면 정말 밤잠이 솔솔 잘 온다. 물론 운동도 아침과 저녁에 해야 할 운동이 따로 있다. 조깅이나 헬스 같은 운동은 교감신경을 자극하므로 아침에 적당한 운동이다. 수영이나 요가, 필라테스, 걷기 같은 운동은 심신을 이완시켜 주므로 저녁에 하기 적당하다. 단, 운동은 잠들기 2시간 전에 끝내야 한다.

침실에서 불빛을 차단하자. 텔레비전 시청이나 핸드폰 등 푸른빛은 뇌를 각성시키므로 더욱 잠들기 어려워진다. 침실 주변에는 될 수 있으면 전자파를 일으킬 만한 전기제품은 멀리 떨어뜨려 놓는 것이 좋다. 잘 때 쏘이는 빛은 생체시계를 교란해 멜라토닌 분비를 줄이고 우울증을 유발할 수 있다는 연구 결과도 있다. 젊은이들은 눈이 빛에 더 민감하므로 청소년들에게 더 큰 영향을 줄 수 있다. 좋은 잠은 건강과 젊음으로 직결된다. 특히 하루 업무를 마감하고 잠을 부르는 환경에서 클레오파트라처럼 자자.

# 07

# 과도한 스마트폰 사용이
# 불면증을 만든다

한여름 밤 무덥고 잠이 안 와서 시간 가는 줄도 모르고 스마트폰으로 서핑도 하고 유튜브로 좋아하는 음악 동영상도 보았다. 잠을 자려고 누웠는데 도무지 잠이 너무 멀리 달아나서 오질 않는다. 아무리 누워서 불을 끄고 양을 한 마리씩 세다가 아로마 오일을 활용해 봐도 잠이 오질 않아 결국 잠자는 걸 포기한 적이 있다. 왜 그리 잠이 안 오는 걸까 아무리 생각해 봐도 낮잠을 잔 것도 아니고 밤에 카페인 음료를 먹은 것도 아니다. 주범은 바로 핸드폰 불빛이었다.

스마트폰이 혁신적인 물건임에는 분명하다. 공부를 죽어라 안 하는 중고생 아이들도 우리나라 역사책 속 인물은 몰라도 스티브 잡스가 누군지는 너무도 잘 안다. 스티브 잡스는 창조의 아버지로 등극되어 조만간 역사책에도 이름이 오를 것이다. 그런데 이 창조적인 기계는 우리의 수면을 방해하는 일등공신이다.

건강저널 사이트 '헬스데이'는 최근 호를 통해 미 샌디에이고대학

연구팀의 설문조사 결과, 스마트폰과 수면의 관련성이 증명되었다고 보도했다. 연구팀은 8~12학년(국내 중2~고3학년) 사이의 10대 청소년 36만 명을 대상으로 설문조사를 했는데 '하루 7시간 이상 자는가?'라는 질문에 40%의 학생이 '아니요'라는 대답을 했다. 이는 스마트폰이 본격 상용화되기 시작한 2009년에 비해 17%나 상승한 수치다.

연구팀장인 샌디에이고 대학 트웽기 심리학과 교수는 '10대의 스마트폰 사용시간이 늘어나면서 수면시간이 짧아지고 있다.'라며 '하루 5시간 이상 스마트폰을 사용하면 수면 부족에 시달릴 확률이 50% 더 높다.'라고 밝혔다. 그래서 우리나라도 몇 년 전부터 학생들을 1시간이라도 더 자고 등교하도록 아침 0교시 수업을 폐지하고 등교 시간을 1시간 늦췄다.

아마 학부모라면 정말 동감할 내용일 것이다. 학생들은 스마트폰이 가장 좋아하는 장난감이자 놀이다. 아침 스마트폰의 알람 소리를 듣고 눈을 뜨면서 양치를 하러 들어갈 때도 스마트폰 음악을 듣고 잠을 깨우며 세안을 한다. 아침을 먹으면서도 눈은 스마트폰에서 벗어나질 못한다. 식사시간에 대화를 좀 하자고 해도 애나 어른이나 할 것 없이 스마트폰과 연애 중이다. 그러니 집마다 아이와 부모 사이에는 스마트폰을 두고 삼각관계에서 실랑이를 벌인다. 그뿐인가, 온종일 고개를 숙이고 스마트폰을 보는 사람들 중에 '일자목'인 사람이 많다. 원래 목은 C자 커브를 유지해야 하는 것이 정상인데 스마트폰과 PC로 인해 목의 통증은 물론이고 어깨 결림과 두통을 유발하기도 한다.

전문가들은 스마트폰 사용과 숙면 사이에 어떤 연관성에 대해 스마트폰 화면에서 방출되는 블루라이트(Blue Light)가 수면을 방해하는 주요 원인일 것으로 지목했다. 블루라이트는 파란색의 가시광선이다. 이 광선은 파장이 짧아(300~500$nm$) 자외선으로 분류되며, 굉장히 높은 에너지를 방출한다. 블루라이트의 높은 에너지는 여러 분야에서 활용되고 있다. 피부과에서 여드름 치료로 사용되는가 하면, LED 조명, TV · 컴퓨터 · 스마트폰의 디스플레이 등에 활용되고 있다. 하지만 블루라이트의 밝은 빛은 뇌에 혼란을 줘 수면을 방해한다.

어두운 방에 누워 스마트폰 화면을 들여다보면 뇌가 아침을 맞이하는 밝은 햇살로 착각할 수 있다. 뇌가 기상 시간으로 착각하는 순간 잠을 유도하는 호르몬인 멜라토닌(Melatonin) 생성을 억제한다. 블루라이트의 환한 빛이 뇌에 잘못된 신호를 전달하고, 이 과정에서 불면증을 유발하는 것이다. 멜라토닌은 뇌 속의 송과선에서 심야 0시부터 새벽 4시경까지 분비되는데, 최근에는 항산화 작용으로 활성산소를 제거하는 것으로 밝혀지면서 면역력을 높이고 노화 예방에도 효과가 있는 것으로 밝혀졌다. 나이를 먹으면서 잠을 못 이루거나 해외여행 시 시차 부적응에도 멜라토닌이 유효하다. 멜라토닌 분비가 최대가 되는 것은 6세 무렵이고 15세부터는 크게 줄어들고 50대에서는 절반으로 줄어든다. 노화와 함께 불면증을 호소하는 노인은 아침 일찍 일어나서 한밤중에도 자주 깨는데 멜라토닌 분비가 줄어들었기 때문이다.

멜라토닌은 맥박, 체온, 혈압을 저하함으로 수면과 각성의 리듬을 잘 조절하고 자연스러운 수면을 유도한다. 멜라토닌이 분비되면 졸린데, 어두운 곳에서도 졸리다. 그래서 요즘 고속도로 터널을 지날 때 요란한 사이렌 소리를 내는 건 갑자기 어두운 터널로 들어가면 졸음이 오는 것을 방지하려는 조치이다.

이처럼 자야 할 시간에 뇌가 각성하고 멜라토닌을 생성하지 않으면 여러 가지 질병에 취약해진다. 수면 부족의 영향은 학습이나 기억력 감소, 우울증 위험 증가, 당뇨, 고혈압 등 심혈관질환 위험 증가, 성장호르몬을 억제해 조기 노화 유발, 치매 위험 증가, 면역력 저하 등 다양하다.

또한, 자외선 다음으로 강한 에너지를 가진 블루라이트는 직접 망막에 손상을 주기 때문에 장시간 사용 시 다양한 안질환의 원인이 될 수 있다. 중년 이후 많이 발생하는 황반변성이 있으며 눈의 피로감, 통증, 시력 저하를 초래할 수 있다. 블루라이트는 피부 색소 침착으로 기미를 유발하며, 인체가 햇빛을 받고 있다고 착각하여 생체리듬이 흐트러지고 자율신경에 혼란이 생겨 불면증을 유발한다. 또한, 뇌에 강한 자극을 주어 세로토닌과 코르티솔, 아드레날린 등 호르몬을 대량 분비하여 피로와 우울감을 유발할 수 있다.

나이가 들면서 수면을 유도하는 멜라토닌 분비가 자연스레 줄어드는데, 블루라이트는 멜라토닌 분비를 방해하므로 더욱 수면을 이루기 어렵다. 또한, 멜라토닌은 항산화 작용으로 활성산소를 제거하고 노화 방지에도 효과가 있는 것으로 밝혀졌다. 그러므로 건강을 지키기 위해선 숙면이 가장 중요하다. 숙면하지 못하면 우리 몸이 재생능력이 떨어지면서 노화가 가속화된다. 그러므로 잠을 잘 자는 것이 노화 예방을 위해 가장 중요하다. 자기 전에 스마트폰은 잠시 잠자리에서 아웃시키자.

# 08

# 취침 전 음주는
# 노화의 주범이다

우리 친정집에는 딸이 셋 있다. 명절이 되면 친정집에 자매와 남편, 아이들까지 대가족이 명절을 보낸다. 저녁을 먹고 가족들과 담소를 나누다 보면 사위 셋과 남동생, 아버지까지 가끔은 술을 한 잔씩 하게 된다. 아버지는 워낙 술을 못 드시지만, 사위와 남동생은 술을 한다. 술을 기분 좋게 마시고 각자 방에 들어가서 자면 좀 과장되게 표현하자면 어느 방에서 탱크 같은 코골이가 시작된다. 어느 사위의 코골이가 시작되었음을 알리는 것이다.

술을 마시면 몸이 이완되어 더 잘 잘 수 있을 것 같지만 술을 마시면 밤에 더 자주 깨고 코를 더 많이 골게 된다. 음주한 뒤 처음 3시간가량은 깊은 잠을 자는 것 같지만, 3시간이 지나면 반복적으로 자주 깨고 얕은 잠만 자게 된다.

인류는 코로 숨을 쉬도록 만들어졌다. 그런데 비염 혹은 비만으로 코와 입으로 연결된 중간 통로가 좁으면 입을 벌리고 자게 된다. 이렇게 자게 되면 얼굴 구조상 혀가 뒤로 빠져서 코골이 즉 수면무호흡에 빠지게 된다. 즉 자다가 몇 초간 숨이 멈추는 무호흡 증상이 발생한다. 자신은 잘 모르겠지만 코를 골다가 어느 순간 조용해진다. 잠시 무호흡 증상이 있다가 갑자기 숨을 몰아쉰다. 이런 수면무호흡은 폐동맥뿐 아니라 심장과 뇌에 손상을 준다. 체내 산소 부족으로 잠을 설치고 밤에 자주 깨면 깊은 단계의 잠을 자지 못해 자고 일어나도 아침이면 머리가 멍하고 더 피곤하고 낮에 졸거나 더 힘들어한다. 남자들은 저녁에 술자리가 있으면 보통 기름진 음식과 술을 함께 먹고 거기다 담배까지 피우게 된다면 더욱 수면이 방해를 받게 된다.

요즘 남자들은 치열한 사회경쟁에서 많은 스트레스와 불안감을 안고 살아간다. 회사에서 받은 스트레스를 풀기 위해 술을 마시고, 마신 술로 인해 아침에 숙취를 안고 출근한다. 이래저래 마신 술이 더욱 숙면하는 데 방해가 된다. 간혹 불면증 때문에 잠들기 위해 술을 마시는 사람도 있다. 술을 마시면 일시적으로 몸이 이완되어 잠이 잘 올 걸로 생각하지만 굉장히 위험한 발상이다. 알코올은 쉽게 내성이 생겨서 알코올에 의존해서 잠을 자려는 시도는 자칫 알코올 의존증을 부를 수 있다.

불면증이나 우울증이 있는 사람들은 마음속에 불편한 감정이나 스트레스를 쌓아 두고 잘 표현하거나 발산하지 못한다. 혼자 마음속에 담아 두고 해결하려 노력하다 알코올에 의존한다. 알코올에 의존하다 보면 우울증은 우울증대로 심해지고 알코올 의존증까지 동반된다. 가끔 학생들을 면담할 일이 있는데 우울감이나 불안감이 있는 사람들의 대표적인 증상이 잠을 이루지 못하는 것이다. 잠을 이루지 못하기 때문에 삶의 에너지가 고갈되어 무언가를 할 의지나 욕구가 없고 무기력증을 보인다. 또는 무기력증 때문에 잠을 못 이루기도 한다. 우울증 환자들은 반드시 진료를 받아야 증상이 호전을 보이고 잠도 이룰 수 있다.

알코올은 세포의 노화를 촉진하는 대표적인 물질이다. 알코올로 인한 신경계의 손상은 뇌의 가장 상부인 대뇌피질에서 시작하여 가장 먼 부위인 말초까지 그 범위가 넓다. 알코올로 인한 신경계의 손상은 여러 경로를 통해서 발생한다. 비타민 B1, B12, C, 니코틴산 등의 흡수 부족으로 인해 신경 세포 활동에 필요한 에너지를 얻지 못하게 된다.

최근 연구 결과에 따르면 알코올에 의해 발생하는 알데하이드가 신경조직에서 내인성 아민들과 반응하여 독성 알칼로이드(TIQ, Salsolinol 등)를 생성해 독성을 유발한다. 또한, 소량의 알코올도 유해물질(CYP2E1)을 발생시켜 뇌세포를 죽인다. 습관적으로 음주하는 사람은 평균 8년 정도의 수명이 단축되는 것으로 알려져 있다.

습관적으로 과음을 하면 치매가 일찍 발생하는 것으로 나타났다. 캐나다 중독정신건강센터 유로겐 렘 교수는 2008~2013년 20세 이상 입원환자 대상으로 후향적 코호트 연구를 시행했다. 관찰 기간 중 5만 7천여 명에서 조기 치매가 생겼고 이 가운데 약 40%는 알코올 사용 장애에 대한 추가 진단을 받았다. 알코올 사용 장애는 평균 수명을 20년 단축했으며 습관성 음주와 치매가 더 밀접한 경향을 보인다고 발표했다. 알코올성 치매는 두뇌에 필수적인 비타민 B 부족과 관련이 있다. 알코올성 치매를 예방하기 위하여 1회 음주 시 소주 3잔, 와인 2잔 미만으로 양을 줄이고, 주 2회 이내로 횟수를 줄여야 한다. 또한, 공복에 마시지 않도록 하고, 폭주하게 되더라도 3~5일간 금주하는 것이 좋다.

알코올 이외에도 수면을 방해하는 기호식품은 다양하다. 우선 당분이 많은 음식이다. 당분이 많이 포함된 음식을 먹으면 숙면에 방해가 된다. 설탕이 든 음식은 처음엔 에너지를 내는 것 같으나 혈당의 불균형을 일으킨다. 지나친 당분은 인슐린의 분비를 촉진하고 평소보다 많이 분비된 인슐린이 더 피곤함을 느끼게 하고 수면 리듬을 깨뜨린다. 카페인 식품 중에는 대표적으로 커피, 녹차, 콜라, 에너지 음료, 초콜릿 등이 있다. 성인 하루 카페인 권장량이 400mg, 임산부는 300mg, 청소년은 125mg이다. 커피믹스는 보통 40~60mg이고 캔 커피는 38.82~104.05mg, 에너지 음료는 162.4mg이다. 청소년이 에너지 음료를 한 병 마시면 하루 권장량을 넘는 것이다. 카페인은 강력한 중추신경 흥분제이다. 낮에 카페인을 마시면 잠드는 데 더 많은 시간이 소요되며 밤에 깊은 잠을 이루지 못하고 자주 깬다. 심장에 무리를 주어 심장이 두근거리거나 심장 박동이 빨라지며, 이뇨작용이 있어 화장실을 자주 가야 한다. 담배에 있는 니코틴 역시 중추신경계를 자극하는 흥분제이다. 그래서인지 흡연자는 자다가도 담배가 피우고 싶어서 일어나서 담배를 피우기도 한다. 담배를 피움으로 인해 각성이 되어 잠을 더욱 이루기 힘들다. 숙면을 위해서라도 담배는 끊어야 한다. 그 밖에 늦은 밤 운동이나 야식은 더욱 숙면의 적이다. 매운 음식은 속 쓰림을 유발하여 수면을 방해한다. 또 매운 음식을 먹으면 땀을 흘리면서 일시적으로 체온이 떨어지는데 이때 우리 몸은 체온을 올리려 열을 발산하면서 숙면을 방해한다. 그 밖에 신 과일 등 산성이 강한 음식은 속 쓰림과 소화불량을 유발해서 역시 잠을 방해한다.

알코올은 중추신경계를 손상하고 독성물질을 축적해서 알코올성 치매를 유발한다. 습관적 음주는 수명을 단축하고 노화를 촉진하는 요인이다. 음주는 숙면을 못 이루게 하는 대표적인 요인이다. 젊음과 건강을 위해서 잠을 깊이 자야 피로도 회복되고 우리 몸 세포가 재생된다. 특히 음주는 깊은 수면에 들어가는 것을 방해하고 항이뇨 호르몬을 억제해 수면 중 소변을 더 많이 만든다. 야간에 화장실을 더욱 자주 가게 되면서 제대로 잠을 잘 수 없다. 음주 후 피부는 수분이 부족해지고 건조해지며 홍조 반응이나 여드름 등 염증을 악화시켜 노화를 촉진하는 요인이 될 수 있다. 젊음과 건강 특히 피부를 소중하게 생각한다면 알코올을 더욱 멀리해야 한다.

# 09

# 하루 15분 낮잠을
# 즐겨라

아인슈타인은 평소 10시간의 잠을 자고도 낮잠을 즐겼다고 한다. 직장인들에게 점심 후 잠깐의 낮잠은 천연회복제이다. 점심 후 식곤증이 생기는 이유는 포만감을 느낄 때 분비되는 특정 신경전달물질이 피로감을 담당하는 뇌 영역을 자극하기 때문이다. 그러니 눈꺼풀이 무겁고 온몸이 나른해진다. 특히나 봄철에는 무거워지는 눈꺼풀을 천하장사라도 떠받치고 있을 수가 없다.

지중해 연안 국가들에는 낮잠 자는 시간을 주는 '시에스타'도 있지 않은가. 한낮의 무더위로 일의 능률이 오르지 않으므로 낮잠으로 원기를 회복하여 저녁까지 일하자는 취지이다. 세계보건기구(WHO)에서 권장하는 수면시간은 초등학생 10~11시간, 중·고생 9시간 30분, 어른 7~9시간이다. 이보다 덜 잔다면 잠이 계속 고파질 것이다. 하지만 우리나라 직장인들이 7~9시간을 다 자고 다니기는 현실적으로 어렵다. 막히는 서울 시내에서 출근 시간을 맞추고, 혹은 저녁 야근에 회식까지

한다면 부족한 수면으로 만성피로를 달고 다닌다. 그러니 낮잠 자는 시간까지 주는 나라가 부럽기만 하다.

예전에 병원 수술실에서 근무할 때 점심시간을 이용해 낮잠을 잠깐 잤던 시절이 있었다. 수술은 워낙 정신을 집중하고 또 육체적, 정신적으로 노동 강도가 세다. 그래서 점심 식사를 정말 간단하고 빠르게 마치고 휴게실에서 다들 낮잠을 잤다. 그 낮잠으로 인해 얼마나 피로가 회복되고 오후 수술 시 집중력과 업무 능률이 올라가는지 경험을 통해 잘 알고 있기 때문이다.

건강하고 장수하기 위해서도 7시간을 필수적으로 꼭 자야 한다는 건 안다. 하지만 그것을 실천하는 사람이 있는가 하면, 초단기 수면법이라 해서 5시간 정도만 잠을 자는 사람도 있다. 우리가 아는 니콜라 테슬라, 토머스 에디슨, 윈스턴 처칠, 레오나르도 다빈치 등은 하루 3~4시간만 잠을 잤다고 한다. 잠의 가장 중요한 기능이라면 바로 피로 해소다. 잠을 자는 동안 하루 동안 쌓인 피로물질이 분해되고 뇌에서도 필요한 정보는 저장되고 불필요한 정보는 버린다. 충분한 잠을 잔다면 별문제가 없겠지만, 단시간의 집중 수면으로 제일 먼저 지치는 기관은 눈이다. 따라서 5시간 이내로 수면이 부족한 사람에게 낮잠은 더욱 필요하다. 사람은 자신도 의식을 못한 상태에서 눈을 깜박인다. 눈을 깜박거리며 각막에 눈물을 공급하고 매끄러움을 유지한다. 특히나 온종일 컴퓨터 모니터 앞에 앉아 있는 현대인들의 눈은 점점 혹사당하고 있다. 그래서 노화가 가장 먼저 오고 몸으로 체감하게 되는 것이 노안이다.

그럼 어떻게 해야 눈의 노화도 막고 눈을 건강하게 유지할 수 있을까? 되도록 모니터를 눈높이에 맞게 조절한다. 의도적으로 눈을 수시로 깜박여 눈물을 공급해 주어야 한다. 또 20분마다 한 번씩 눈을 감고 잠시 휴식을 취하거나 창밖의 먼 곳을 응시하여 눈을 보호해 준다. 눈 주변을 손가락으로 살며시 눌러 자주 지압을 해 주거나 마사지를 해 준다. 눈의 피로를 해소하는 가장 쉬운 방법은 눈을 잠시 감는 것이다. 사람에게 전달되는 전체 자극의 80%가 눈을 통해 들어오므로 눈을 감는 것은 곧 두뇌의 휴식이 된다.

낮잠은 5시간 이내로 자는 단시간 수면자들에게 꼭 필요하지만, 7시간 이상 비교적 장시간 동안 잠을 자는 사람에게도 필요할 때가 있다. 전날 야근으로 수면이 부족하거나 근무 강도가 세거나 무리한 운동을 했거나 체력이 달린다고 느껴질 때다. 자기의 몸 상태는 누구보다 자기가 잘 안다. 아침에 자고 일어나면 충분히 회복되어 최상의 몸 상태인지 아닌지는 내 몸이 먼저 안다. 3~4시간 정도 단시간 잠을 잔 나폴레옹이나 피카소도 잠깐 낮잠을 즐겼기 때문에 나머지 일상생활을 열정적으로 살 수 있었다.

나 역시도 5시간만 잠을 잤던 적이 있다. 박사 논문을 쓰던 시절 시간이 부족해서 잠자는 시간까지 줄여야 했다. 그러다 보니 점심 먹고 잠시 앉아 있는데 어느 순간 몇 분간 눈을 감고 있는 게 아닌가. 그런데 신기하게도 잠깐 가수면처럼 깜박 졸고 나면 머리가 개운해지고 피로가 풀렸다. 가수면으로 부족한 밤잠을 보충한 것이었다. 잠깐 잠을 자는 것은 뇌에 입력된 정보를 정리할 수 있도록 해 기억력이나 업무 효율을 높여 준다.

최근 영국 과학 학술지 〈네이처 뉴로사이언스〉에 의하면 낮잠은 장기기억력에 도움을 주고, 단순 기억력뿐만 아니라 배운 사실을 응용할 수 있는 창조력까지 증진해 준다. 또한, 낮잠이 남성 근로자들의 심혈관 질환 예방에 도움을 준다고 한다. 그럼 낮잠을 잘 자는 노하우를 알아 보자.

하루 낮잠은 15분 이내가 좋다. 낮잠은 낮잠일 뿐 밤잠을 대체할 수는 없다. 수면은 얕은 잠에서 깊은 잠까지 가는 데까지 드는 시간이 20분. 그래서 그 시간을 넘기면 깊은 수면으로 들어가 억지로 깨우면 개운치가 않다. 알람을 맞춰 놓고라도 20분을 넘기면 안 된다. 그리고 3시를 넘으면 잠의 사이클상 밤에 잠들기가 어려우므로 낮잠은 2시 이전에 끝낸다. 이왕 자는데 효율적으로 낮잠을 위한 준비를 해 볼까? 우선 조명은 어두울수록 좋다. 책상 앞을 떠날 수 없다면 컴퓨터 모니터를 끄고 잠시 안대를 하는 것도 한 방법이다. 주변 소음을 줄이고 음악 소리가 소음이라 느껴지지 않는다면 클래식 음악도 좋다. 일주일에 정기적으로 요가를 가는데 요가 음악 즉 시냇물이나 빗소리를 들으며 바로 누운 '송장 자세'로 잠시 눈을 감고 몇 분을 쉬고 나면 그렇게 개운할 수가 없다. 자연의 소리는 소음이 아니라 심신을 안정시키는 데 시너지 효과를 낸다. 낮잠을 자야겠다고 생각했다면 카페인이 든 커피나 녹차, 콜라, 초콜릿 등은 잠시 뒤로 미루자. 또한 지방, 당분이 많고 자극적인 음식이나 담배도 피하는 것이 좋다. 카페인이 수면 리듬을 방해하기 때문이다.

잘 깨는 노하우는 따로 있다. 요가의 송장 자세로 가수면을 취한 후 깨어날 때 갑자기 벌떡 일어나지 않는다. 우선 심호흡을 하고 손가락 발가락을 꼼지락꼼지락 천천히 움직이고 고개를 좌우로 흔들어서 천천히 몸과 근육을 깨운다. 그리고 마지막에 스트레칭을 하면서 천천히 일어난다. 낮잠도 마찬가지다. 그리고 낮잠을 깨우기 위해 햇빛 샤워를 하면 우리 몸은 개운하며 졸음을 완전히 몰아낸다. 낮잠을 자는 자세도 중요하다. 책상에 엎드려 자는 것은 좋은 방법이 아니다. 목과 머리의 신경을 눌러 두통을 유발하고 위장을 눌러 소화불량을 일으킨다. 학생들 중에 점심 식사 후 졸린 상태에서 엎드려 자고 나서 복통을 호소하는 경우가 자주 있다. 책상에서 자야 한다면 자기 겨드랑이 높이까지 올라오는 쿠션을 대고 기대듯이 끌어안는다. 일어난 직후 반드시 목과 어깨를 위한 스트레칭을 한다.

유명한 아인슈타인이나 처칠, 에디슨 등처럼 낮잠도 잘 자면 부족한 밤잠을 보충할 뿐 아니라 기억력이나 창조력도 증진할 수 있다. 다만 낮잠은 15분 이내로 바른 자세를 유지하고 카페인 등은 피하는 것이 좋다. 낮잠에 짧은 시간을 투자해 업무 효율을 높이고 인생을 더욱 충만하게 살 수 있다. 건강과 젊음은 덤으로 챙길 수 있으니 이 얼마나 좋단 말인가.

# 10

## 수면 습관만 바꿔도
## 10년은 젊어진다

2016년 기준 OECD 국가 중 수면시간이 가장 짧은 나라가 한국이다. OECD 평균은 8시간 22분이고 우리나라 직장인들은 6시간 6분이라고 한다. 정말 근무 시간도 가장 길고 야근에 회식에 정말 분주한 나라이다. 하루 24시간 중 8시간 수면이 보장되어야 하는데 겨우 6시간 남짓이다. 직장인들은 만성피로와 번아웃 증후군(Burnout Syndrome)에 시달린다. 또한, 청소년 자살률도 OECD 국가 중 최고를 기록했다. 이런 현상들은 수면 부족과 무관하지 않다고 본다.

어디 그뿐인가, 우리나라는 IT 강국이란 것을 과시하듯이 퇴근해서도 쉴 새 없이 핸드폰을 통한 광고문자, 앱 알림, SNS 알림, 단체 알림 등 잠시도 핸드폰에서 벗어날 수 없다. 심지어 밤 11시가 넘어도 아니, 잠을 자는 중에도 끊임없이 울린다. 문명의 편리함을 위해 만든 전자기기가 어느새 우리의 족쇄가 되어 간다. 또한, 저녁에 조용한 아파트인데도 밤에 자려고 불을 끄고 나면 창문으로 들어오는 빛이 밝아서 수면을

252

252

이루기가 힘들다. 어릴 때는 유난히 밤하늘이 칠흑같이 어두웠다. 그런데 요즘은 너무 밝아서 도대체 하늘이 밝아진 건지 아니면 도시의 불빛 때문인지 하늘을 다시 한번 올려다보게 된다.

신문 기사를 보니 이런 현상을 '빛 공해'라고 해서 중심 상업가는 더욱 심각한 모양이다. 빛 공해는 세움 간판 등 인공조명으로 밤에도 낮처럼 환한 상태를 유지하다 보니 유발되는데, 상업지구 주변에 사는 사람들이 불빛으로 밤잠을 설치고 있다. 서울시 빛 공해 관련 민원이 작년 한 해 2천 43건이라고 한다. 외국의 경우와 비교하여 한국은 사우디아라비아에 이어 빛 공해에 많이 노출된 빛 공해 2위 국가로 나타났다. 빛 공해가 심각한 문제인 이유는 건강에 치명적이기 때문이다. 빛 공해에 시달린 여성들의 유방암 발생률이 24.4% 높았다. 또한 불면증, 우울증, 비만, 당뇨 등의 질환을 일으킬 수 있다. 야간조명에 주로 사용되는 LED 조명이 방출하는 푸른빛이 수면유도 호르몬인 멜라토닌의 분비를 방해해 수면장애를 일으키기 때문이다. 참 이래저래 숙면하기 힘든 환경에 노출되어 있다. 잘 살고 성공하고 젊음을 유지하고 싶다면 숙면 시간을 충분히 확보하는 일이 정말 시급하다.

최근 밤에 작업하느라고 새벽 1시가 넘어 잠자리에 들었는데 밤 동안 뇌가 너무 각성이 되었는지 도무지 잠이 오질 않았다. 생각해 보니 밤에 녹차와 커피를 2잔 마신 것이었다. 녹차와 커피에 들어 있는 카페인의 각성작용 때문이다. 잠자리에 들었는데 잠이 오지 않을 때 사실 고민이 된다. 어떻게 해야 할까. 그렇다고 불면증 환자가 아니기에 수면제도 없다. 밤이 되면 자연스럽게 부교감신경이 활성화되고 잠을 잘 준비를 한다. 우리 몸을 이완시키고 휴식을 취할 때가 됐다고 알려 준다.

그런데 하던 업무가 있어 좀 더 욕심을 내고 머리를 쓰는 정신노동을 하다 보면 각성이 되어 낮에 분비되어야 할 각성 호르몬이 더 분비된다. 또 '아, 지금쯤은 자야 내일 생활하는 데 지장이 없는데'라는 강박적인 생각이 들기 시작하면 각성 호르몬이 더 증가한다.

그때 잠자리에 들기 위해 내가 택한 방법은 요가로 스트레칭을 해 주고 라벤더 아로마를 베갯잇에 한두 방울 떨어뜨리는 것이었다. 결국, 잠을 자기는 했지만, 아침에 결국 늦잠을 자고 수면 패턴은 깨졌다. 오전 시간을 멍하게 보내고 업무 효율은 더 떨어졌다. 역시 수면은 규칙적인 패턴이 정말 중요하다. 특히 밤에 자는 시간을 늘 규칙적으로 지켜야 아침에 그 패턴에 맞춰서 일어나게 된다. 그럼 각성 호르몬을 자극하지 않고 잘 자는 생활 습관으로는 무엇이 있을까?

잠이 올 때만 잠자리에 들자. 잠을 자야겠다는 강박적인 생각이 들면 스트레스를 받아 각성 호르몬이 더 분비된다. 차라리 다른 일로 잠시 기분전환을 하고 졸음이 오면 그때 빨리 잠자리에 드는 건 어떨까. 잠이 달아나기 전에 말이다. 침대는 수면과 S로 시작되는 두 가지 목적으로만 이용하자. 침대에서 잠들기 전 TV나 핸드폰, 책을 보는 건 별로 바람직하지 않다. 나도 예전에 잠들기 전에 침대에서 자주 책을 보곤 했는데 뇌를 더 각성시키게 된다. 또한, 핸드폰에서 나오는 블루라이트는 수면을 방해한다. 요즘 블루라이트를 차단하는 앱도 있으니 이용해 보자. S로 시작하는 것을 할 때 어설프게 하면 더욱 각성이 되고, 최상의 만족을 얻었다면 수면에 도움이 될 것이다. 성인이니 선택은 각자 알아서 잘하면 된다.

잠자리에 누웠는데도 잠들기 힘들다면 차라리 침실 밖으로 나가서 잠시 서성이는 건 어떨까? 창밖을 통해 하늘을 보거나 잠이 오는 클래식 음악을 잔잔하게 듣거나, 잠시 족욕으로 발을 따뜻하게 하거나 찜질 팩을 복부에 올려 보자. 따뜻한 우유나 대추차를 한잔 마시고 몸을 이완해 보자. 그러다가 자연스레 졸음이 오면 재빨리 침대로 들어가서 잠이 오는 기회를 놓치지 말자. 15분 정도 자는 낮잠은 일의 효율을 높여 주는 비타민이지만 밤에 잠들기 어렵다면 낮잠은 다음 기회로 패스하는 게 낫다.

보통 정수리라고 부르는 곳이 백회혈이다. 백회에서 십자가 4방향으로 손가락 한 마디(1촌) 정도 떨어진 곳이 사신총이란 경혈 자리다. 이곳을 손가락 끝으로 톡톡 두들겨서 자극해 준다. 머리도 맑아지고 안정되어 수면에 도움이 된다. 그래도 잠들기가 어렵다면 반드시 옆으로 누워서 무릎을 구부리는 것이 좋다.《동의보감》에 의하면 언제나 똑바로 눕는 것이 좋지는 않다고 한다. 또한, 하룻밤 누워 자면서 5번 정도는 돌아 누어야 한다. 가슴에 손을 올려놓으면 반드시 가위에 눌려 잘 깨어나지 못한다. 다른 사람이 어두운 곳에서 가위에 눌렸을 때는 불을 켜지 말고 앞에 가서 급하게 부르지 말고 가슴 위에 올려놓은 손을 내려 준 다음 천천히 불러서 깨워 준다. 잘 때는 늘 입을 다물고 자야 한다. 잠이 오지 않을 때 먹으면 도움이 되는 것은 대추차, 오미자차, 구기자차, 잣차, 갈화차(칡꽃), 캐모마일차, 쌍화차, 매실차, 고사리, 오디, 상치 등이 있으니 식생활에 활용해 보는 건 어떨까. 가장 중요한 건 잠자고 일어나는 시간을 규칙적으로 정하는 것이다. 특히 일어나는 시간을 고정으로 정하자. 수면은 양보다 질이 중요하다. 우리 몸에는 생체리듬이 있다. 생체리듬이 깨졌을 때 건강상의 무리가 온다. 그러므로 잠드는 시간을 알람을 맞춰서 먼저 잠을 확보한다.

분주한 일상에서 너무 지치고 짜증이 늘고 매사 의욕이 떨어진다면, 우선 자신의 수면 상태를 점검해 보는 건 어떨까? 요즘 너무 수면시간이 부족하지는 않았는지, 수면의 질이 떨어지지는 않았는지 내 생활을 찬찬히 돌아보는 여유도 필요하다. 침실에서는 낮 동안에 죽을 만큼 힘들었던 스트레스도 망각하고 이완하자. 잠자고 일어나는 시간을 규칙적으로 정해야 생체리듬이 유지된다. 재충전의 기본은 수면이다. 수면이 최우선이다. 제대로 잘 자는 만큼 일상의 활력도 높아질 것이다. 무엇보다 잠을 자는 시간이 낭비가 아니라는 생각을 가지는 것, 그것만으로도 이미 수면의 질이 달라질 것이다.

# 참고문헌

## [도서]

Akira kubo(2009).〈노화방지와 미병 클리닉〉.서울: 신흥메드싸이언스.

곤도 자즈오(2004).〈활성산소를 물리쳐서 100세에 도전한다〉.서울: 우듬지.

김동현(2007).〈유산균이 내몸을 살린다〉.서울: 한언.

김상운(2011).〈왓칭〉.서울: 정신세계사.

김애정(2016).〈대체의학개론〉.서울: 효일.

김영곤(2007).〈노화방지클리닉〉.서울: 여문각.

김호철(2008).〈한약약리학〉.서울: 집문당.

나구모 요시노리(2012).〈50세가 넘어도 30대로 보이는 생활습관〉.서울: 나라원.

니키 햄블톤 존스(2009).〈10년 젊게! 동안 프로젝트〉.서울: 문예당.

대한침구학회 교재편찬위원회 편저(2008).〈침구학〉.서울: 집문당.

디팩 조프라.데이비드 시몬(2003).〈더 젊게 오래 사는 법〉.서울: 한언.

량리우 외 3인(2009).〈일침〉.서울: 청흥(지상사).

로버트 리클레프스, 칼리브 핀치(2006).〈노화의 과학〉.서울: 사이언스북스.

마이클 로이젠·메멧오즈(2014).〈새로 만든 내 몸 사용설명서〉.서울: 김영사.

미하일 톰박(2006).〈150살까지 살 수 있다〉.서울: 해냄출판사.

박상철(2009).〈웰에이징〉. 서울: 생각의 나무.

박주현(1997).〈알기 쉬운 음양오행〉.서울: 동학사.

박춘서(2009).〈손상된 DNA를 회복하는 음식치료〉.서울: 건강다이제스트.

배기성(1996).〈단식혁명〉서울: 태웅출판사.

배병철(2005).〈기초한의학〉.서울: 성보사.

베르너 바르텐스(2017).〈심플한 건강법 333〉.서울: 로고폴리스.

샌드라본드 채프먼·셸리 커크랜드(2013).〈두뇌 안티에이징〉.서울: ㈜대성Korea.com.

서은영.장윤주(2006).〈스타일북〉.서울: 시공사.

소정룡(2003).〈귀반사 건강학〉.서울: 진리탐구.

신현대(2009).〈평생 살 안찌는 몸 만들기〉.서울: 동아일보사.

신현재(2005).〈엔자임 효소와 건강〉.서울: 이채.

쓰루미 다카후미(2008).〈효소가 생명을 좌우한다〉.서울: 배문사.

아오키 아키라(2016).〈10년 젊어지는 수면법〉. 서울: 삼호미디어.

알레한드로 융거(2010).〈클린〉.서울: ㈜쌤앤커스.

알렉산더 로이드. 벤존슨(2013).〈힐링코드〉.서울: 시공사.

유태종(1999).〈식품동의보감〉.서울: 아카데미북.

이경제(2001).〈기통찬 한의사 이경제의 이침 이야기〉.서울: 김영사.

이동연(2007).〈행복한 수면법〉.서울: 평단문화사.

이선호(2005).〈누구나 집에서 간편하게 따라할 수 있는 이침요법〉.서울: 랜덤하우스코리아㈜.

이시하라 유미(2005).〈건강 120〉. 서울: 이젠.

이시하라 유미(2008).〈체온1도 올리면 면역력이 5배 높아진다〉.서울: 예인.

이시하라 유미(2017).〈노화는 세포건조가 원인이다〉.서울: 전나무숲.

장판식 외(2010).〈이해하기 쉬운 식품효소공학〉.서울: 수학사.

정경연(2005).〈몸에 좋은 색깔음식 50〉.서울: 고려원북스.

정통침뜸교육 교재위원회(2004).〈침뜸진단학〉.서울: 정통침뜸연구소.

조 슈워츠(2009).〈식품진단서〉.서울: 바다출판사.

조성준.이인숙(2006).〈아로마치료〉.서울: 학지사.

조셉 머피(2011).〈조셉머피 잠재의식의 힘〉.서울: 미래지식.

조헌영 외 (2005).〈동의보감〉.서울: 여강출판사.

존 몰리, 셰리 콜버그(2009).〈젊음의 과학〉. 서울; 미지북스.

최형주 해역(2004).〈황제내경〉.서울: 자유문고.

츠보타 가즈오(2003).〈나이보다 10년 젊어지는 건강법〉.서울: 국일미디어.

한방생활연구회(2005).〈비법 한방약차 125〉.서울: 초록세상.

한의안면성형학회(2008).〈미용적 문제를 해결하는 침구치료〉.서울: 엘스비아코리아(유).

한진규(2016).〈수면 밸런스〉.서울: 다산.

## [논문]

강옥매 (2013). 아로마요법의 우울장애 치료 효과에 대한 체계적 고찰 (박사학위 논문). 대전대학교 일반대학원.

강위달 (2016). 골반저근육 강화 운동의 조루증 개선 효과 : 케겔 운동과 하타요가의 반다 및 무드라를 중심으로 (박사학위 논문). 선문대학교 통합의학대학원.

고경실 (2008). 월경통 및 월경 전후 증상에 있어 특성분석과 이혈 패치 방법의 효과에 관한 연구 (박사학위 논문). 서울대학교 대학원.

고태성 (2015). 신반석을 이용한 이혈요법이 승모근 통증 완화에 미치는 효과 (석사학위 논문). 대전대학교 보건의료대학원.

김복영 (2012). 티트리오일과 라벤더오일을 이용한 여드름 중재 프로그램의 항균 및 병변 개선 효과 (박사학위 논문). 이화여자대학교 대학원.

김선경 (2011). 아로마요법이 성인여성 복부비만 관리에 미치는 영향 (박사학위 논문). 대구한의대학교 보건대학원.

김원경 (2018). 프로바이오틱스의 알러지성 비염 개선 효과 (석사학위 논문). 경희대학교 식품영양대학원.

김인란 (2012). 아로마오일을 이용한 발 반사 마사지가 암 환자의 수면과 통증에 미치는 효과 (석사학위 논문). 조선대학교 보건대학원.

김현숙 (2009). 건부항 요법이 어깨통증 경감과 견관절 ROM 변화에 미치는 영향 (석사학위 논문). 건국대학교 산업대학원.

남경준 (2017). Streptozotocin 유도 당뇨 마우스에서 프로바이오틱스 Lactobacillus sakei Probio65의 항당뇨 활성에 관한 연구 (석사학위 논문). 영남대학교 미생물 생명공학대학원.

민은실 (2015). 아로마 에센셜오일 흡입이 자율신경계 반응, 뇌파 및 집중력에 미치는 효과 (박사학위 논문). 을지대학교 간호대학원.

박신우 (2012). 신반석을 이용한 이혈요법이 어깨 통증 개선에 미치는 효과 (석사학위 논문). 경기대학교 대체의학대학원.

성가연 (2015). 중년여성에게 에센셜오일 단기흡입 및 4주간 장기흡입이 스트레스 반응에 미치는 효과 (박사학위 논문). 을지대학교 대학원.

성원영, 김락형 (2009). 산모에서 유방통과 이혈 압통점과의 관계 연구. 대한침구학회지, 제26권 제5호, 11-17.

신영아 (2010). 이혈요법이 비만 중학생의 신체계측 및 혈액 성분변화에 미치는 영향 (석사학위 논문). 경기대학교 대체의학대학원.

신지수 (2015). 로즈마리, 바질을 이용한 향기요법이 아마추어 남성 골퍼의 샷 집중력과 심신안정에 미치는 영향 (석사학위 논문). 영산대학교 대학원.

심부용 (2013). 부항의 주관법을 이용한 12 피부 자극의 하지 비만 개선 효과 (석사학위 논문). 대전대학교 보건스포츠대학원.

오미례 (2017). 우울증 증후와 귀(耳) 변형과의 상관관계 : 이혈 상담 치유의 관점에서 (석사학위 논문). 건양대학교 보건복지대학원.

오홍근 (2005). 스트레스 관리와 아로마테라피. 스트레스 연구, 제13권 제2호, 89-91.

윤진영 (2018). 만성 변비 환자들에게 프로바이오틱스 대변의 굳기 개선 효과 연구 : 무작위 이중 맹검 위약 대조연구 (박사학위 논문). 경희대학교 의과대학원.

이경복 (2013). 폐경기 여성과 치매 환자에게 아로마요법 후 신경전달 물질과 우울 척도의 차이 및 수면효과 (박사학위 논문). 숙명여자대학교 대학원.

이계중 (2009). 이혈요법으로 신문혈 자극 시 뇌파에 미치는 영향에 관한 연구 (석사학위 논문). 대전대학교 보건스포츠대학원.

이보람 (2016).〈성인여성 30%가 걸리는 '골반장기 탈출증',쑥스럽다고 숨기는 게 능사 아니다〉. 서울: 헬스조선 통권 100호.

이상환 (2007). 습부항 요법이 요통 부위 체표 온도변화에 미치는 영향 (석사학위 논문). 대전대학교 보건스포츠대학원.

이재분 (2011). 아로마요법이 마우스 천식 모델에서 기도 염증 억제에 미치는 영향 (석사학위 논문). 대전대학교 보건스포츠대학원.

이주희 (2007). 귀 반사 요법을 이용한 두통 질환 개선에 관한 연구 (석사학위 논문). 경기대학교 대체의학대학원

이형은 (2012). 건식 및 습식부항 요법이 급성 경.요추 염좌에 미치는 임상 효과 비교 : 경.요추 염좌로 진단된 교통사고 환자를 대상으로 (석사학위 논문). 대전대학교 대학원.

임수영 (2015). 아로마 흡입요법이 심장내과 중환자실 환자의 스트레스·불안 및 우울에 미치는 효과 (석사학위 논문). 이화여자대학교 대학원.

장혜진 (2018). 김치 유래 젖산균의 프로바이오틱스 활용 가능성 (석사학위 논문). 숙명여자대학교 식품영양 대학원.

전미자 (2017). 이혈요법이 노인의 스트레스 관련 자율신경계 변화에 미치는 영향 (박사학위 논문). 대전대학교 대학원.

전영미 (2015). 이혈요법이 혈액투석 환자의 소양증과 피로에 미치는 효과 (박사학위 논문). 경북대학교 대학원.

전훈정 (2016). 이혈요법이 과민성 대장증후군 여자 간호대학생의 장 증상 중등도, 내장 민감성과 주관적 안녕감에 미치는 효과 (석사학위 논문). 경북대학교 대학원.

최승환 (2014). 아로마요법이 우울과 수면장애 여성 노인의 뇌파에 미치는 영향 (박사학위 논문). 호서대학교 벤처전문대학원.

호약각 (2014). 부항요법이 비만 관리에 미치는 효과 (석사학위 논문). 광주여자대학교 대학원.

황은미 (2013). 흉배부에 시행한 부항요법이 자율신경계에 미치는 영향 : 심박변이도 측정을 통한 연구 (석사학위 논문). 동국대학교 대학원.